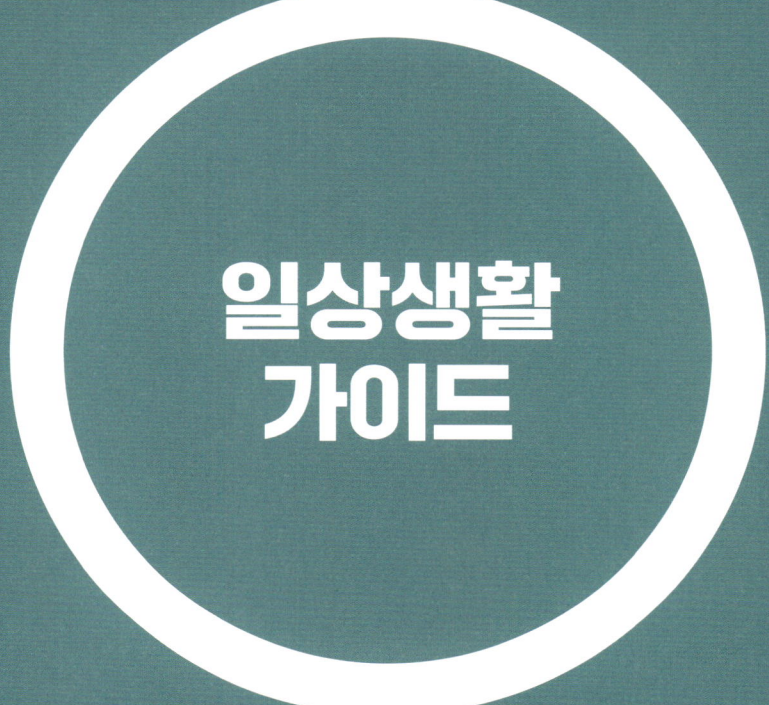

일상생활 가이드

1. 안전한 일상 환경을 만들어 주세요

- 인지장애 환자 중 집중력 및 공간 지각력 저하가 있는 경우, 물건이나 위치를 인식하는 속도가 느려 주변 환경과 대비되는 색상과 무늬를 사용해 구분을 잘 할 수 있도록 합니다. 또한 집 안 조명등을 밝게 설치하고 야간에도 환자가 주변 환경을 잘 인식할 수 있도록 환경을 조성합니다.
- 낙상 위험이 있는 물기가 있는 욕실에는 넘어지지 않도록 미끄럼 방지 매트를 설치합니다. 항상 환자가 다니는 곳에 넘어질 수 있는 물건들이 있는지 주의 깊게 확인하고 주변 환경을 정리합니다.

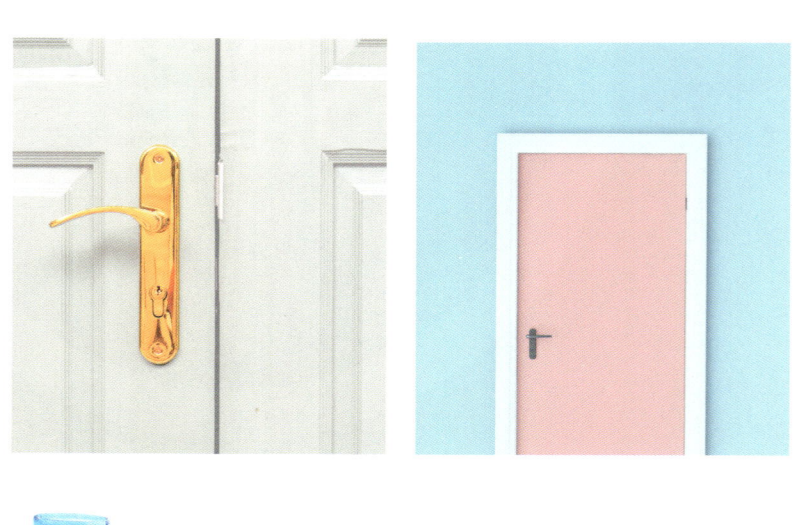

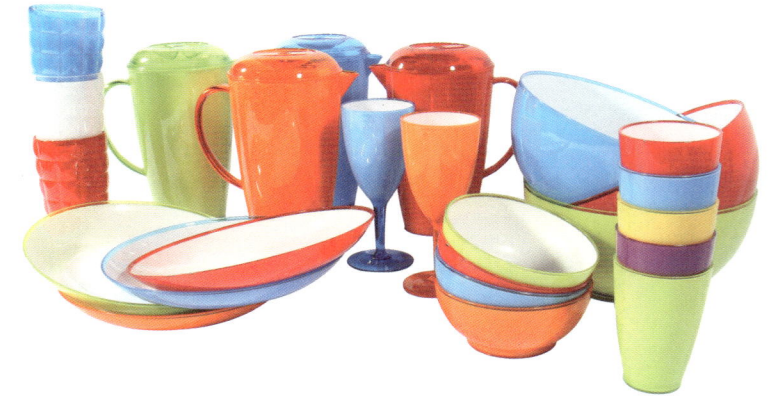

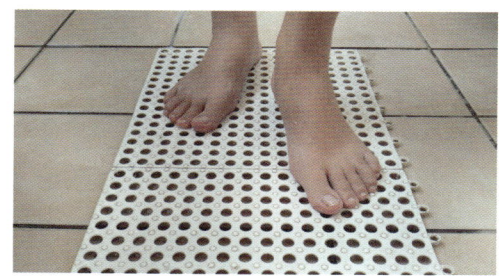

문과 구분이 잘 되는 손잡이,
벽과 구분이 잘 되는 문 색상,
색상이 뚜렷한 식기류,
욕실 미끄럼 방지 매트

- 환자가 의자에서 일어나거나 앉을 때는 기댈 수 있는 팔걸이가 있는 의자가 좋으며 푹신한 의자보다 단단한 좌석, 낮은 의자보다 환자의 무게 중심을 앞쪽으로 이동할 수 있는 약간 높은 의자가 좋습니다.
- 침대 옆이나 화장실 변기 주변에 앉거나 설 때 지지할 수 있는 손잡이를 설치해 둡니다. 자치 단체에서 가정환경 개선 지원 사업으로 무료로 지원해 주는 곳도 있으니 알아보고 신청해 보세요.
- 기억력 및 실행능력 저하로 부주의한 실수가 발생할 수 있습니다. 따라서 안전한 일상 환경을 만들어주는 것이 필요합니다. 수도꼭지에 온수 냉수 표시, 가스감지기 설치, 위험한 가스 불 대신 안전한 전자레인지, 전기주전자 사용을 권장합니다.
- 가전제품 등의 사용법이나 순서를 간단히 표시합니다.
- 기억력 저하로 혼자 약을 복용하기 어려운 경우 약을 아무 데나 보관하지 말고 반드시 환자의 손이 닿지 않는 곳에 보관합니다. 환자가 약을 복용한 다음 복용한 것을 잊어버리고 약병을 보고 다시 복용할 수 있기 때문입니다.

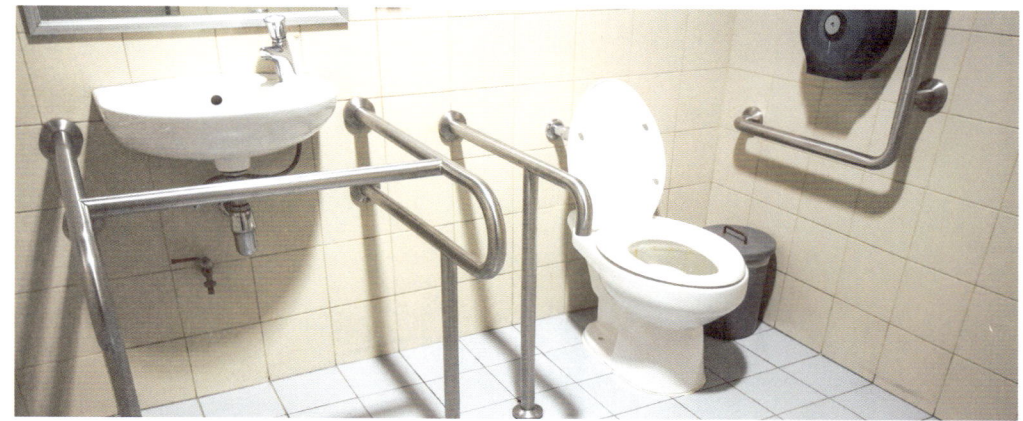

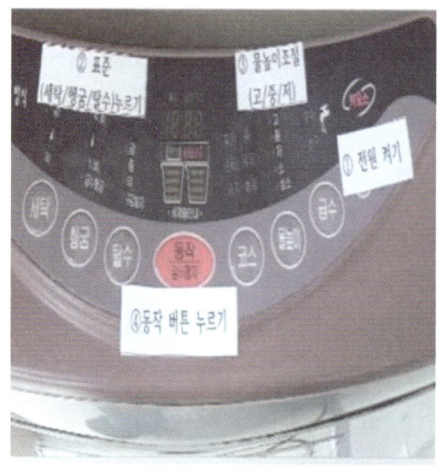
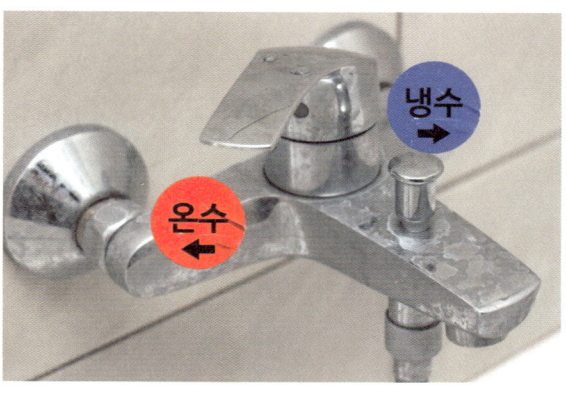

변기 손잡이 설치,
가전제품 사용법이나
순서 표시

2. 인지장애, 제대로 알자

집중력

- 집중력은 필요한 자극을 선택하고 주의를 기울이는 능력입니다. 집중력의 종류로는 졸리거나 깨어 있는 각성 상태부터 활동을 지속할 수 있는 집중력, 한가지 혹은 두 가지 이상 활동을 동시에 수행할 수 있는 높은 수준의 집중력을 모두 포함합니다. 이 인지능력은 매우 중요하며 일상생활에서 필수적인 기능입니다.
- 집중력이 부족하면 직장에서는 업무에 오랜 시간 집중하기가 어렵고 실수가 발생합니다. 가정에서는 물건을 정리하거나 집안일 등을 마무리하는 것이 어렵습니다. 심한 경우, 주변 자극에 쉽게 산만해져 일상생활 활동을 지속하는 것이 어렵습니다.

집중력이 저하된 환자를 돕는 일상생활 환경 개선

- 소음이 없는 조용한 곳이 좋습니다.
- 주변 물건이 정리·정돈되어 있는 곳이 좋습니다.
- 주의해야 할 문구나 물건의 위치는 뚜렷이 보이도록 뒷배경과 대비되도록 하며 책이나 신문 등에서 집중해 볼 부분은 형광펜으로 표시해둡니다.
- 보호자는 환자에게 격앙된 목소리보다 안정적이고 일관된 목소리 톤을 사용합니다.
- 환자에게 필요한 시간이 어느 정도인지 물어보고 충분한 시간을 제공합니다.
- 환자에게 한 번에 하나씩 단계를 나누어 활동하도록 합니다.
- 실패하더라도 괜찮습니다. 결과보다 과정이 중요합니다.
- 환자에 따라 집중 시간에 차이가 있습니다. 집중하기 어려운 경우, 휴식을 취하도록 하고 그 대신 목표로 하는 집중 시간을 정해 점점 늘려 나갑니다.
- 환자가 집중이 잘 되는 시간대(예: 아침, 낮잠 잔 후, 저녁 샤워 후)에 주요 활동을 하도록 합니다.

기억력과 기억장애

- 기억이란 일정한 정보를 입력해 저장한 후 적절한 시점에 인출하는 능력을 말합니다.
- 기억을 유지하는 기간이 짧은 경우 단기기억이라고 합니다. 예를 들어 114에서 전화번호를 안내받고 전화번호를 기억하거나, 마트에서 물건을 사면서 보았던 전단지 내용 등 수 초 또는 수 분 내의 짧은 시간 동안 기억이 가능한 정도의 정보를 말합니다.
- 장기기억은 여러 번 수정되고 오랫동안 저장된 기억입니다. 결혼한 장소와 날짜, 역대 대통령 이름, 자전거 타는 방법 등 정보가 뇌 속에 견고히 저장되어 기억의 흔적으로 남아 있는 경우입니다.
- 치매 환자의 경우 기억하는 데 중요한 역할을 하는 해마가 손상되거나 망가집니다. 따라서 치매 환자는 기억 정보가 잘 입력되지 못해 최근 일을 기억하지 못하는 특징을 보입니다. 그러나 이전부터 뇌에 견고히 저장된 기억은 해마와 관련이 없어 초기 치매 환자들도 기억할 수 있습니다.
- 대뇌피질이 외상이나 뇌졸중 등 여러 요인으로 망가진 경우 그 영역에 저장되었던 기억이 사라질 수 있습니다. 이 경우 다른 기억에는 문제가 없지만 특정 부위에 저장된 기억은 떠올릴 수 없게 됩니다. 예를 들어 물건의 이름이나 사용법, 일반적인 지식 등 오랫동안 장기기억 속에 저장되어 있던 기억을 떠올리기 어렵습니다.

기억을 도와줄 수 있는 환경은?

기억 과정은 감정의 영향을 많이 받는다

- 일반적으로 재미있었던 기억과 슬픈 기억, 두 가지 기억이 오래 생생히 기억됩니다. 이런 기억은 시간이 지나도 잊어버리지 않고 생생히 떠올릴 수 있는데 그 이유는 이런 감정 상태일 때 정보가 뇌에 쉽게 입력되고 견고히 저장되기 때문입니다. 기억은 우울할 때보다 즐거울 때 더 쉽게 떠올릴 수 있습니다.

기억 입력(등록)이 더 중요합니다

- 기억하는지 확인하기 위해 반복해 물어보기보다 기억할 내용이 잘 입력될 수 있도록 반복해 알려주는 것이 더 중요합니다. (간략히 알려주기, 음이나 박자를 넣는 등 쉽게 기억하도록 함)
- 관련 있는 단어나 시각적 이미지를 연결해 기억하도록 합니다. (이름과 얼굴을 기억하기 위해 이름과 얼굴의 이미지를 연결해 기억함)

기억 회상을 위해 힌트를 제공합니다

- 회상하기 어려운 경우 선택할 수 있는 문항을 제시할 수 있습니다(포도 또는 바나나인가요?). 첫 글자나, 관련된 단어, 이미지 등을 떠올릴 수 있도록 힌트를 제공합니다.

기억할 정보는 환자에게 의미 있고 중요한 것부터 적은 양으로 기억하도록 한다

- 모든 내용을 기억할 필요는 없고 환자에게 의미 있고 중요한 정보를 먼저 기억하도록 합니다. (예: 전화번호, 가족 이름, 기념일)
- 중요한 정보 등을 기억하기 어려운 경우 보상전략을 사용합니다. 보상전략은 기억보조수단(수첩, 핸드폰, 노트 등과 같은 기억력 저하를 보완할 수 있는 보조수단)을 사용하는 것입니다. 기억하기 어려운 중요한 정보 등을 보조수단을 이용하면 환자의 스트레스를 줄여줄 수 있습니다.
- 기억보조수단은 외현적 기억의 사용을 줄일 수 있으며 환자가 기억해야 하는 스트레스를 줄여줍니다. 예를 들면 친구랑 여행을 갔던 기억, 생일, 약속 같은 것을 수첩 핸드폰 메모 등의 보조수단을 사용하여 기억하는 것이 스트레스를 덜어줍니다.
- 하지만 이 같은 기억 보조수단도 환자가 실제로 사용할 수 있도록 반복적으로 훈련해야 합니다.

기억 보조수단 사용

- 기억해야 할 내용을 수첩이나 핸드폰에 저장한다. (예: 집 비밀번호, 버스 번호, 목적지 이동 방법)
- 요일별, 아침, 점심, 저녁으로 구분된 약 복용함 사용.
- 물건 정리함. (자주 찾는 물건 등은 잘 보이는 곳에 정리함을 두어 한곳에 두는 것을 미리 연습함-핸드폰, 수첩, 지갑 열쇠 / 외출 시 필요한 물건은 현관 옆에 보관)
- 집 안에 기억 힌트 만들어 놓기. (예: 가족사진 액자 걸어두기, 서랍장 안에 있는 물건은 서랍장 문 앞에 표시해 두기)
- 할 일을 목록으로 만들기, 구입할 목록은 메모지나 화이트보드에 적어 잘 보이는 곳에 두기.
- 개인 자서전 만들기.
- 핸드폰 알람 설정하기.

3. 의사소통

의사소통: 의사소통이 어려운 이유

언어적 문제

- 이해력 저하. (문장을 이해하기 어려움)
- 단어 선택의 어려움. (그 단어가 뭐였지?)
- 유창성 저하. (그것, 저것…)

비언어적 문제

- 집중력 저하. (대화의 앞부분을 잊을 수 있음)
- 기억력 저하. (지금 무슨 대화를 하고 있었지?)
- 정서적 문제. (무기력, 우울 등)
- 청력 저하.

의사소통 방법

- 보호자는 환자와 눈을 마주치면서 천천히 말합니다. 대화하는 동안 다른 일을 멈추고 환자에게 집중합니다.
- 목소리 톤을 낮춥니다. 높은 톤은 화가 났다는 비언어적 신호입니다. 특히 노인성 난청인 경우는 목소리 톤을 낮추어 말해야 더 잘 알아들을 수 있습니다.
- 텔레비전이나 라디오와 같은 방해 요소를 줄입니다. 산만하지 않고 이야기할 수 있는 조용한 장소를 찾습니다.
- 명칭이나 이름이 기억나지 않을 때 대화의 의도를 파악하고 관련된 정보에 대해 예시를 주거나 힌트를 제공합니다.
- 천천히 말하고 환자가 반응할 때까지 기다리십시오. 환자의 반응은 우리가 생각하는 것보다 훨씬 느릴 수 있으므로 침착하게 기다립니다.
- 잘못된 정보가 환자의 머릿속에 자리하면 이후에도 올바른 정보를 알려주어도 바뀌지 않아 학습효과가 더 떨어집니다. 학습효과를 높이려면 환자를 테스트하지 말고 처음부터 정확한 정보를 알려주는 것이 더 효과적입니다.
- 상대방이 대화를 이해하지 못할 때는 논리적으로 설명해주는 것이 필

> 엄마가 오늘이 며칠인지 모르시는구나!

> 엄마, 오늘은 8월 13일이에요. 여름이에요.

> 도둑이 와서 또 내 지갑을 가져갔어!

> 지갑이 없어져서 많이 놀라셨겠어요, 같이 찾아봐요.

요하지만, 환자가 대부분의 설명을 이해하거나 기억할 수 있는 것은 아닙니다. 환자는 사건을 기억할 수는 없어도 감정을 기억할 수 있기에, 이럴 때는 환자를 편안하게 해줄 수 있는 답변을 제공하는 편이 낫습니다.

- 몇 번 본 사람이라도 이름이나 만났던 장소 등을 잘 기억하지 못할 수도 있으니 환자가 어느 정도 기억할 수 있을 때까지 만날 때마다 친근감 있게 먼저 본인 소개를 하는 것이 필요합니다. 또한, 중요한 일에 대해서는 한 번 더 말해줍니다. 시간이나 장소 등을 알려 줄 때는 반복해 따라 말하도록 합니다.
- 간단하고 짧은 문장을 사용하여 간결하고 명확히 말해주세요. 많은 선택이나 복잡한 결정을 요구하는 것은 혼란스러울 수 있습니다. 예를 들어 "점심에 뭘 먹을까요?" 보다 "국수 드실래요?"라고 물어보십시오.
- 한 번에 한 가지만 요청하세요. 환자는 여러 가지를 한 번에 이해하거나

한꺼번에 기억하기 어려워할 수 있습니다.
- 치매 환자의 경우, 언어기능이 저하되면 환자는 비언어적 방법에 많이 의존하게 됩니다. 대화 시 환자를 마주 보고 눈을 마주치며 대화합니다. 대화에 맞는 표정을 하며 적합한 제스처를 쓰면 환자가 대화에 집중하고 이해하는 데 도움이 됩니다.
- 손을 잡는 등의 접촉과 신체 접촉은 기분을 진정시킬 수 있습니다.
- 유머는 훌륭한 해방이 될 수 있고 서로 더 가까이 느끼도록 도와줍니다. 서로 잘못된 오해가 있다면 환자와 함께 이야기하며 웃어보십시오.

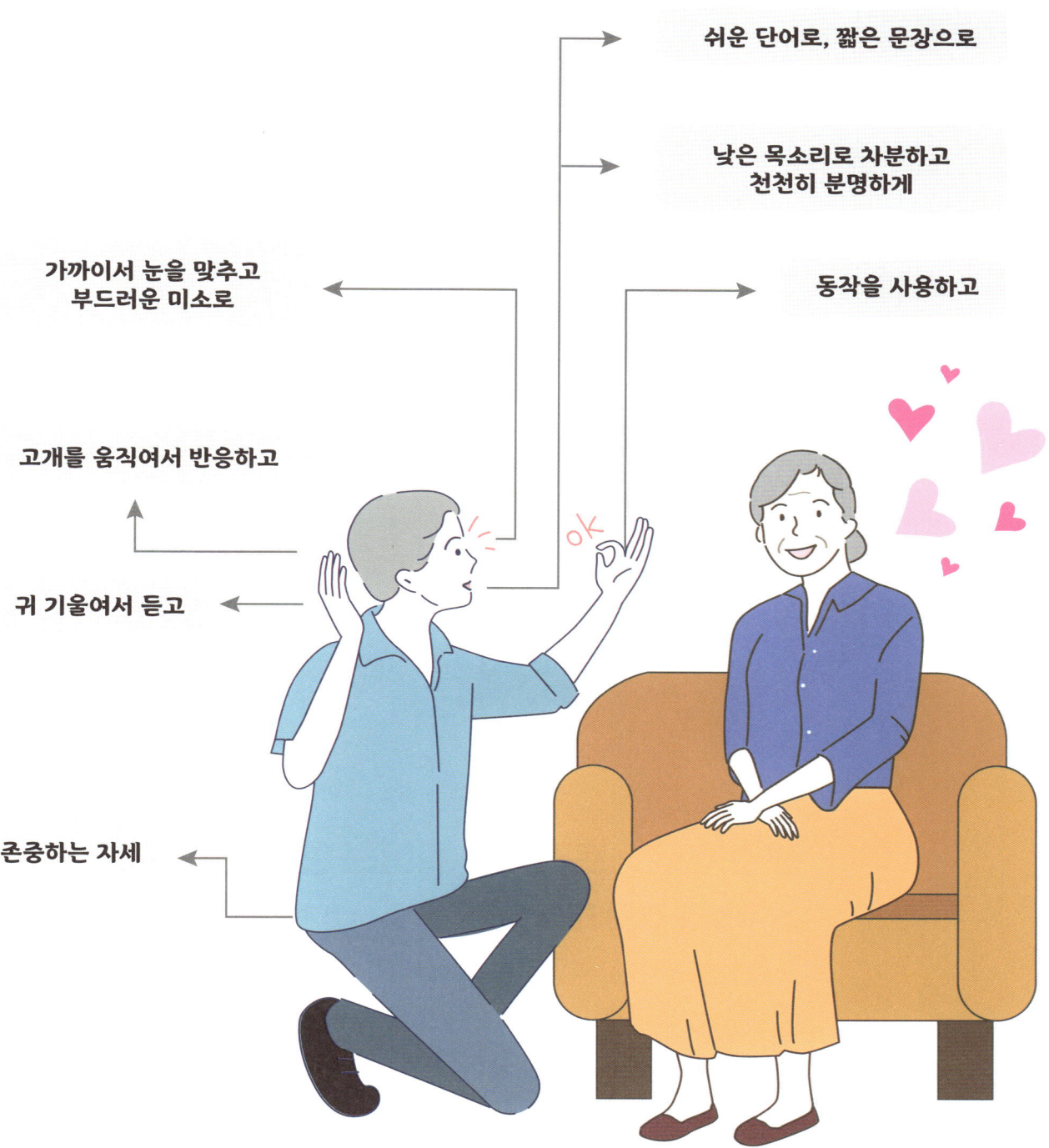

4. 일상생활 스트레스 관리

환자 스트레스 관리: 새로운 균형 찾기

- 스트레스의 원인을 찾고(새로 생긴 불안, 우울, 일상의 변화, 방향 감각 상실이나 기억 저하) 가능한 한 원인을 제거합니다.
- 불필요한 스트레스가 유발되지 않도록 일상을 복잡하지 않게 단순화합니다.
- 환자 본인이 기꺼이 할 수 있는 일과, 할 수 없는 일을 명확하게 정해봅니다. 정한 내용을 다른 사람에게 알리도록 하고 도움이 필요한 경우 도움을 받도록 합니다.
- 시간에 쫓겨 스트레스를 받지 않도록 시간을 충분히 확보해 줍니다. 환자는 다른 사람들에게 시간을 충분히 달라고 말하는 연습도 해봅니다.
- 불안하거나 긴장되는 경우, 다음 호흡법이 몸을 이완시키는 데 도움을 줄 수 있습니다.
    1) 숨을 깊이 들이마시고 턱, 어깨, 팔에 힘을 줍니다.
    2) 2~3초 동안 숨을 참은 후 천천히 숨을 내쉬면서 턱, 어깨, 팔의 긴장을 풀어줍니다.
    3) 숨을 내쉬면서 마음속으로 '천천히' 또는 '편안하게'와 같이 말해봅니다.

보호자의 스트레스를 줄이는 방법

환자의 질병에 대해 알기

- 환자의 질병을 파악하고 있어야 합니다. 인터넷 검색이나, 도서, 자료 등을 통해 얻은 정보로, 질병이 환자에게 어떤 영향을 미치는지 이해하면 변화를 이해하고 적응하는 데 도움이 됩니다.

질병에 대해 현실적으로 판단하기 / 알기

- 어렵겠지만 질병에 대해 현실적으로 판단하고 받아들여 시간이 지남에 따라 환자에게 어떤 영향을 미칠지 알아가는 것이 중요합니다.

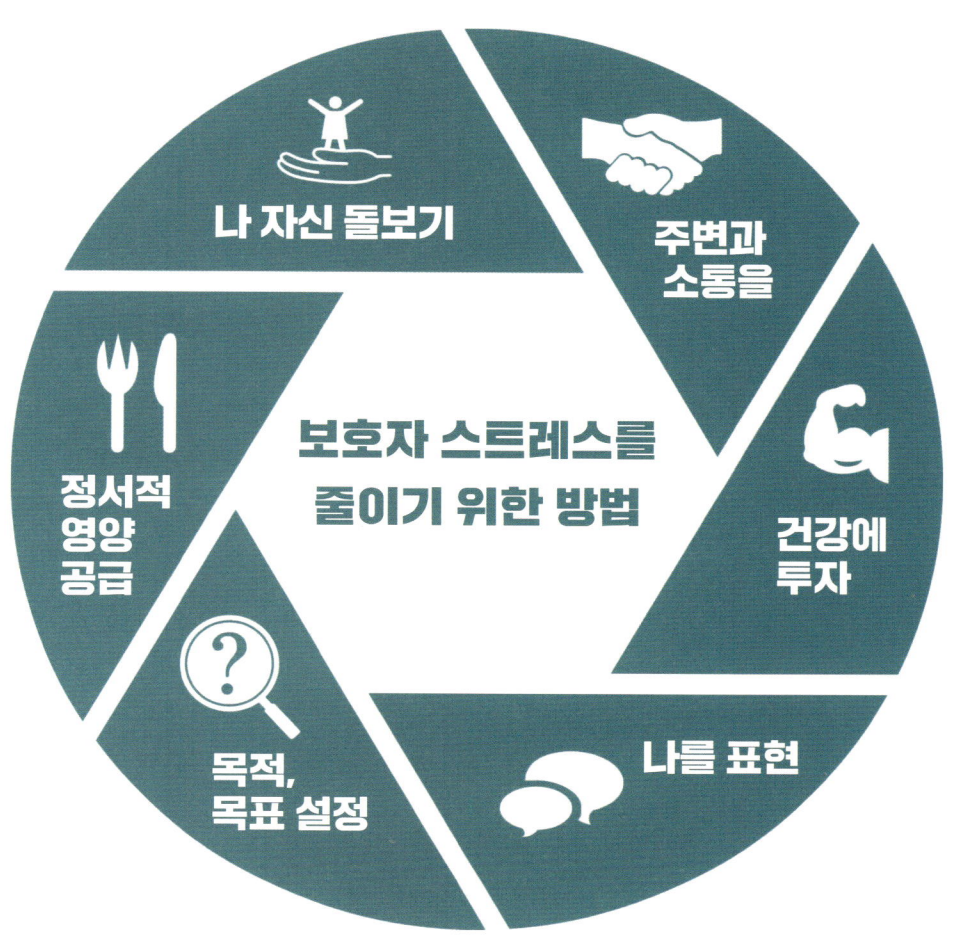

보호자 자신을 직시하도록 하십시오

- 보호자 본인이 환자에게 얼마나 할 수 있는지 알아야 합니다. 실행할 수 있는 행동과 시간을 구체적으로 파악해야 합니다. 과연 얼마큼 환자와 함께 행동하고 시간을 보내야 하는지 정답은 없으며, 다른 사람이 몇 시간 환자와 보낸 것을 비교해 기준으로 삼을 수 없습니다. 모든 것을 환자에게 제공하는 것은 현실적으로 어려우며, 당신이 가장 가치 있게 여기는 것이 무엇인지 판단하고, 당신이 얼마만큼 할 수 있는지를 직시할 필요가 있습니다.

당신의 감정을 자연스럽게 받아들이세요

- 당연히 인지장애를 가진 사람을 돌볼 때 보호자는 감정이 복잡합니다.

안도했다가 화를 내거나 죄책감을 느끼고 행복하고 슬프고 당황하고 두려워하고 무력감을 느낄 수 있습니다. 이런 혼란스러운 감정은 지극히 정상입니다. 당신이 환자 옆에 있고 최선을 다하려고 노력하고 있음을 잊지 마세요. 완벽할 수는 없습니다.

정보와 감정을 다른 사람과 공유한다

- 가족끼리, 친구와 질병 정보를 공유하면 환자에게 무슨 일이 일어나고 있는지 이해되고, 환자에게 필요한 도움과 지원을 준비하는 데 보탬이 됩니다.
- 자신의 감정을 편안하게 공유하는 것도 중요합니다. 솔직하게 이야기 나눌 수 있는 사람을 찾아보세요. 친한 친구나 가족 외에도 병원이나 센터에서 만난 다른 보호자, 종교 공동체의 구성원이나 의료 전문가일 수도 있습니다.

긍정적으로 생각하도록 노력한다

- 당신의 태도와 사고는 당신이 느끼고 생각하는 방식에 따라 달라질 수 있으므로 긍정적인 방향으로 변화를 주세요.
- 환자가 전에는 이런 행동들을 할 수 있었는데 하면서 미련이나 아쉬움을 두지 말고 현재 할 수 있는 일에 집중하면 일이 더 쉬워질 수 있습니다. 매일매일의 일상을 중요하게 생각하십시오. 특별하고 보람 있는 시간은 여전히 있을 수 있습니다.

충분한 휴식을 취하세요

- 많은 가족이 직면한 문제는 환자를 돌보면서 충분한 휴식을 하지 못하거나 부담감에서 벗어날 기회가 없다는 것입니다. 이것은 보호자의 인내에 한계를 느껴 환자의 자극적인 행동 증상을 견딜 수 없게 할 수 있습니다. 일이 손에 잡히지 않을 때 환자를 간병하는 책임에서 벗어나 휴식을 취할 방법을 찾아야 합니다.

환자와 직접 이야기하는 것을 잊지 마세요

- 쉽지 않겠지만 환자에게 침착하고 부드럽게 말하세요. 환자가 무엇을 하고 있는지 왜 그런지 환자에게 이유를 알려주어 이해할 수 있도록 말해 주세요. 인내심이 필요하겠지만 가능한 한 많은 것을 결정하는 데 환자를 참여시켜 함께해 보세요. 환자가 옆에 있을 때는 환자 본인에 대해 이야기하는 것을 피하고 다른 사람들에게도 이같은 행동을 하지 않도록 주의시킵니다.

5. 목표 설정

현실적인 목표를 설정하고 천천히 진행하세요

- 힘든 모든 상황이 즉시 해결될 수 없으므로 비현실적인 기대를 하는데 시간과 에너지를 낭비하지 말고 우선순위와 실제 목표를 설정하고 이를 달성하기 위해 노력합니다.

[목표 설정의 예]

- 행동 조절, 전환될 수 있는 활동 찾기.
- 의사소통 증진: 대체 수단 찾기, 양방향 의사소통 방법 찾기.
- 활동에 참여하기.
- 집중시간 늘리기.
- 기억 보조수단(핸드폰, 수첩 등) 적응하기.
- 간단한 요리에 참여하기.
- 집 안 내 간단한 역할 참여하기.
- 두 단어, 세 단어 기억하기.
- 어제 일을 50% 기억해 적어보기.
- 약속을 잊지 않기 위해 기억전략 사용하기.
- 문제 발생 시 알려준 대로 해결해나가기.
- 약 복용함에서 약을 꺼내 먹은 후 체크해놓기.
- 하루에 1번 제시간에 약 먹기.
- 친구·가족에게 하루에 한 번 전화하기.
- 장보기 목록 만들기.
- 핸드폰을 찾을 수 있다.
- 책을 (10분씩) 다시 읽는다.
- 가족과 과거 추억을 이야기할 수 있다.
- 집 안의 불 끄기를 잊지 않는다.
- 오늘 날짜와 해야 할 일을 기억한다.
- 도움 없이 혼자 반나절 정도 약을 복용한다.
- 복지관이나 모임에서 만난 사람들의 이름을 기억한다.
- 기억해야 할 내용을 기록한다.

- 일기 쓰기를 다시 배우기
- 개인적인 사건, 정보, 장소를 기억하기. (가족 생일, 결혼식 장소, 가족들 간의 주요 경험들)

025쪽

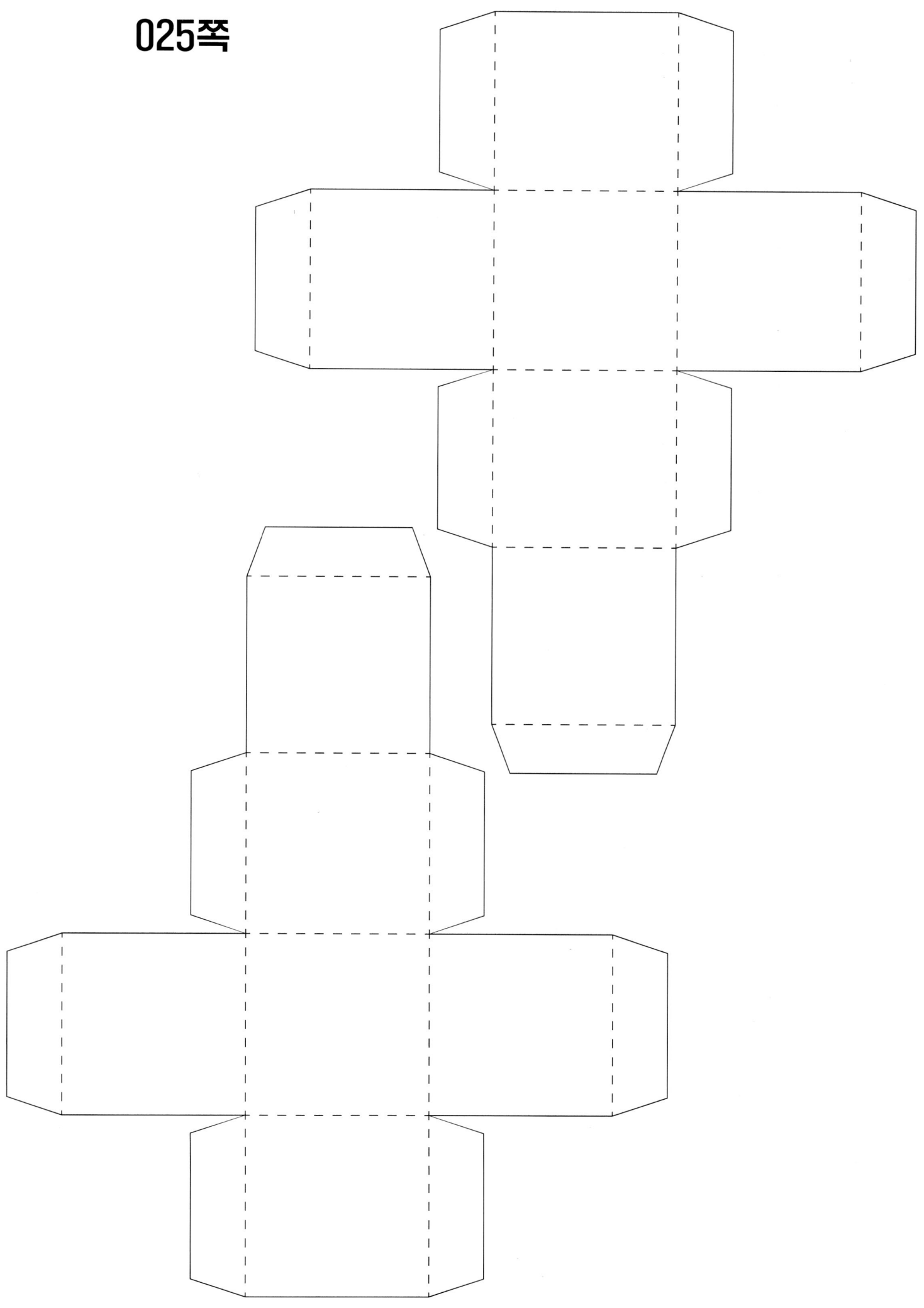

025쪽

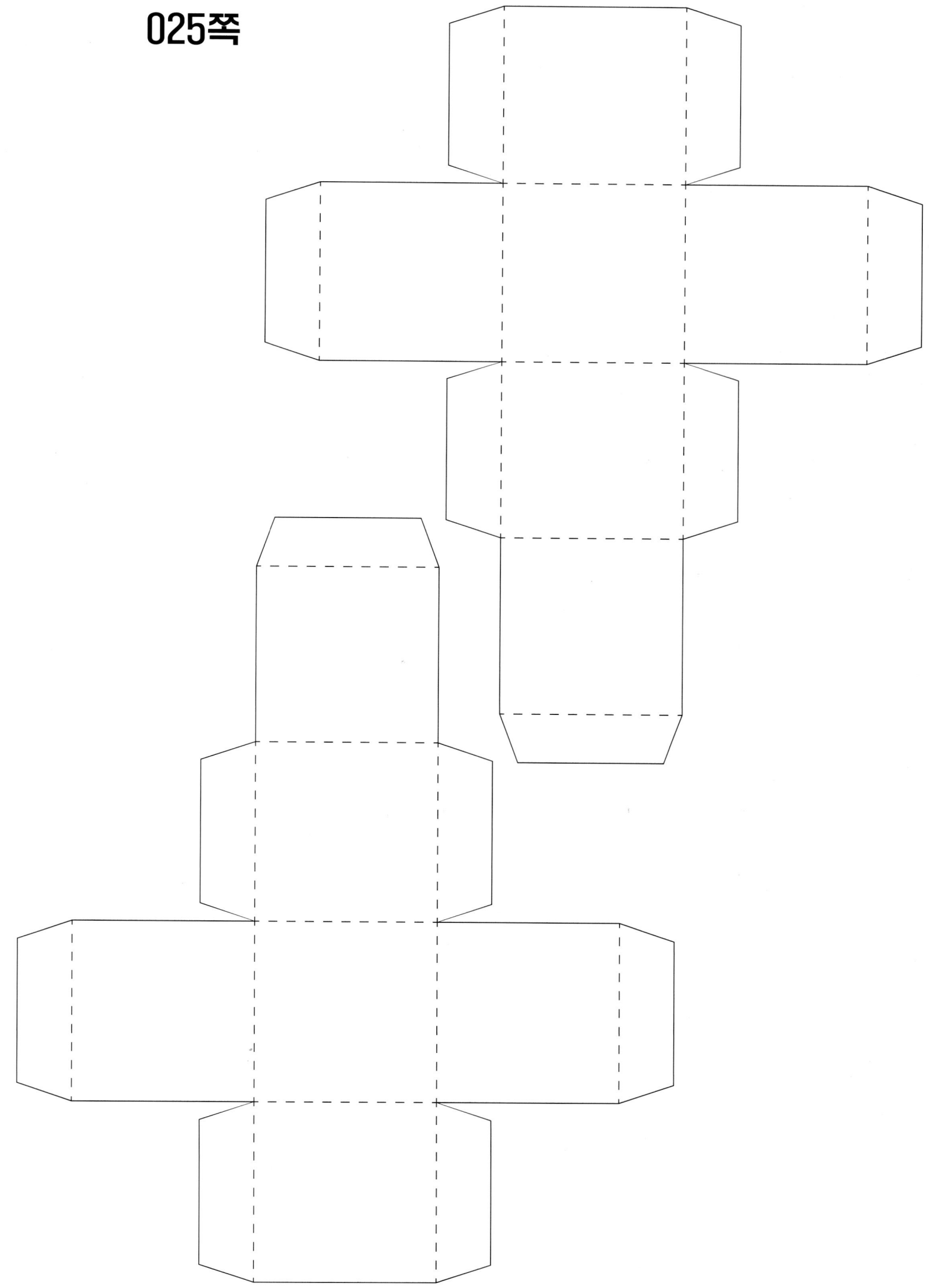

025쪽

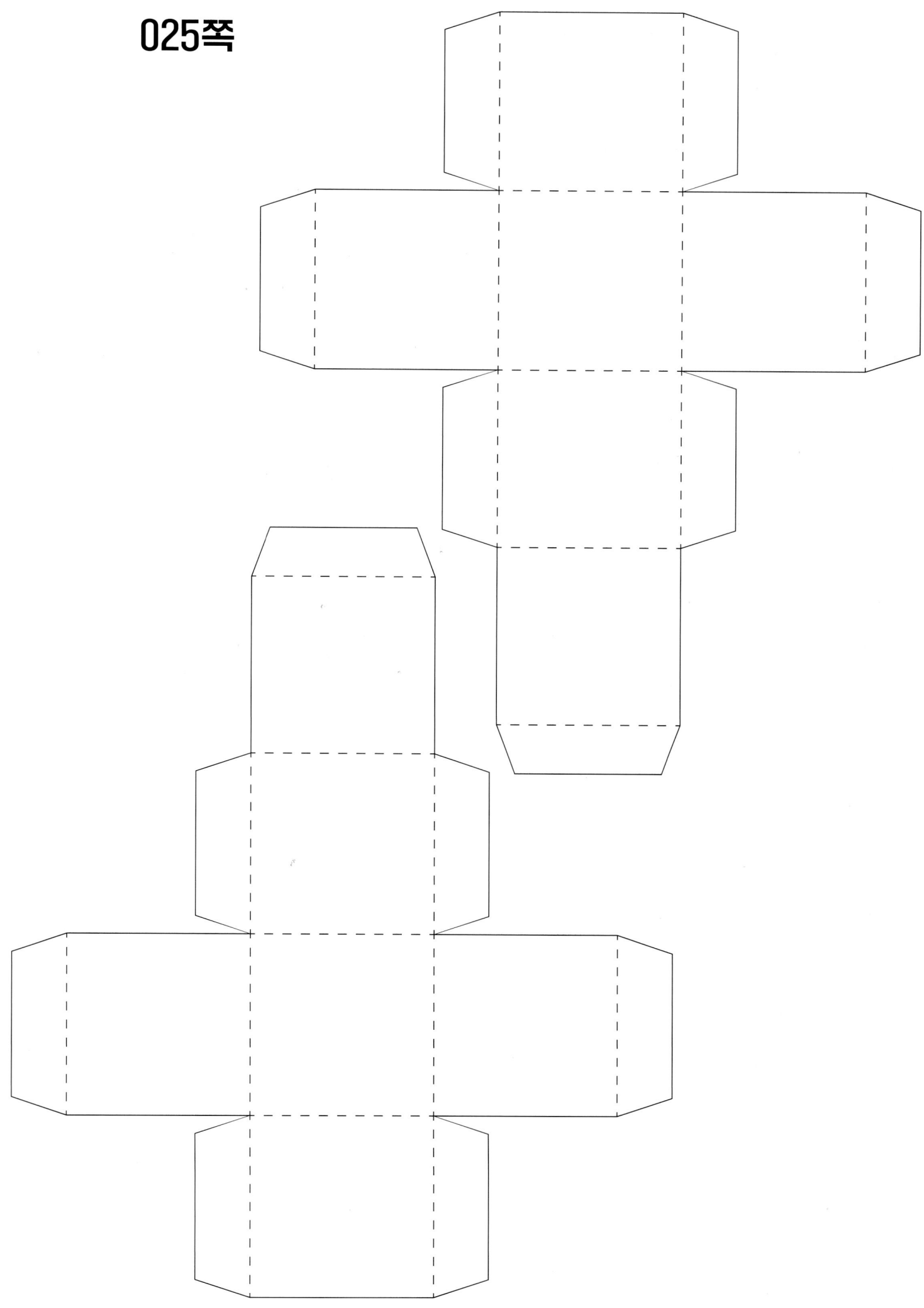

025쪽

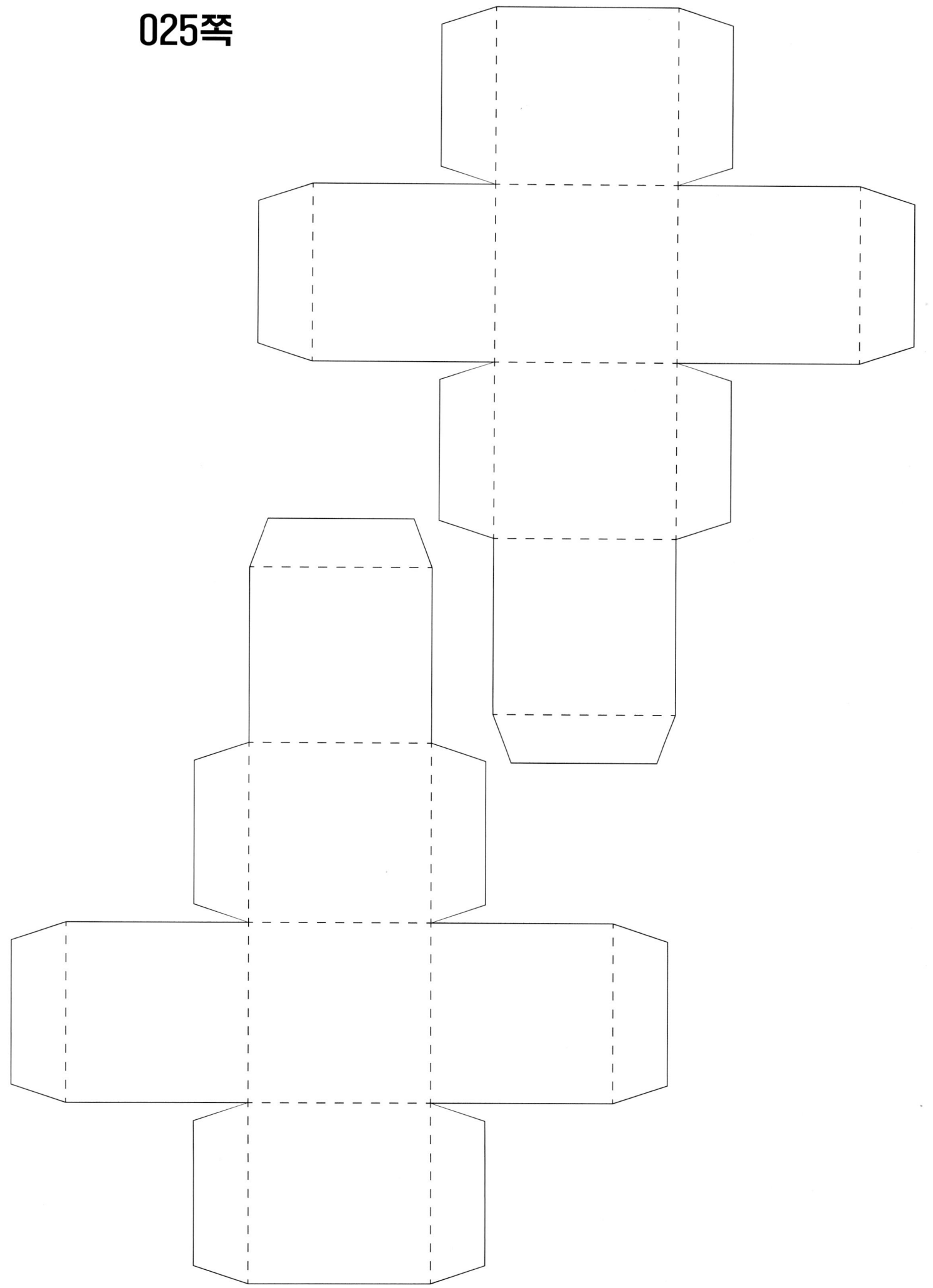

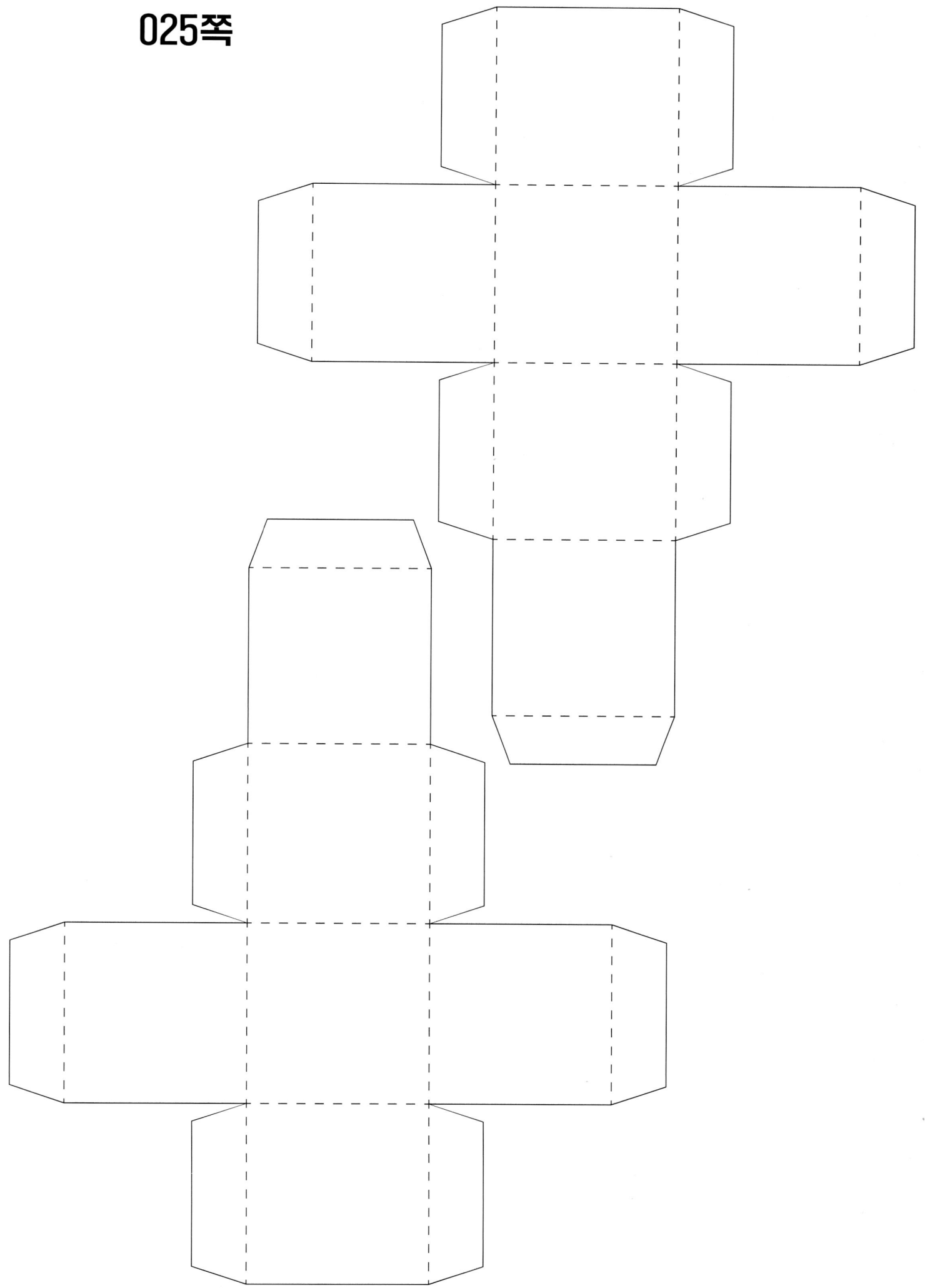

206쪽 / 207쪽

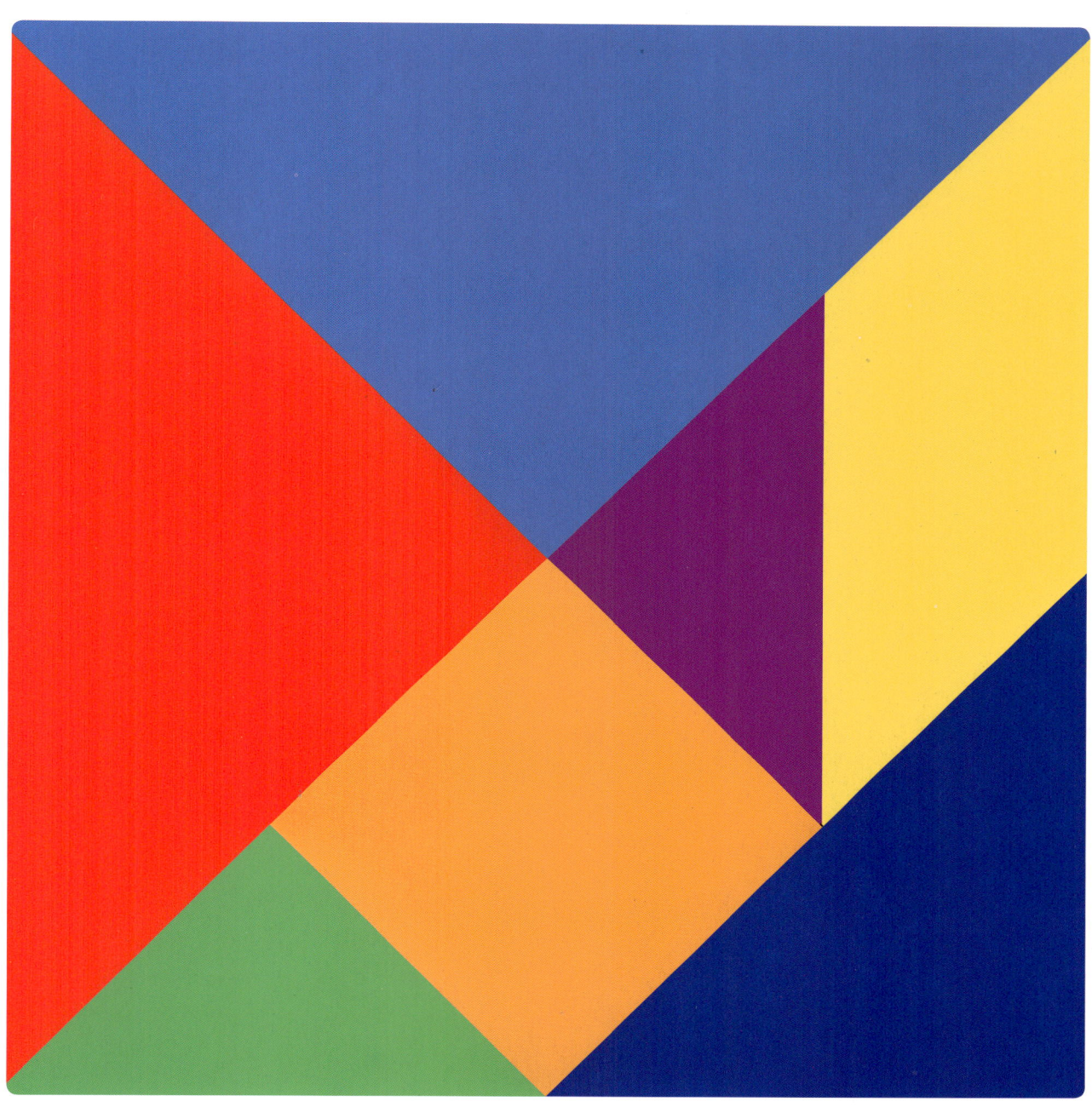

127쪽

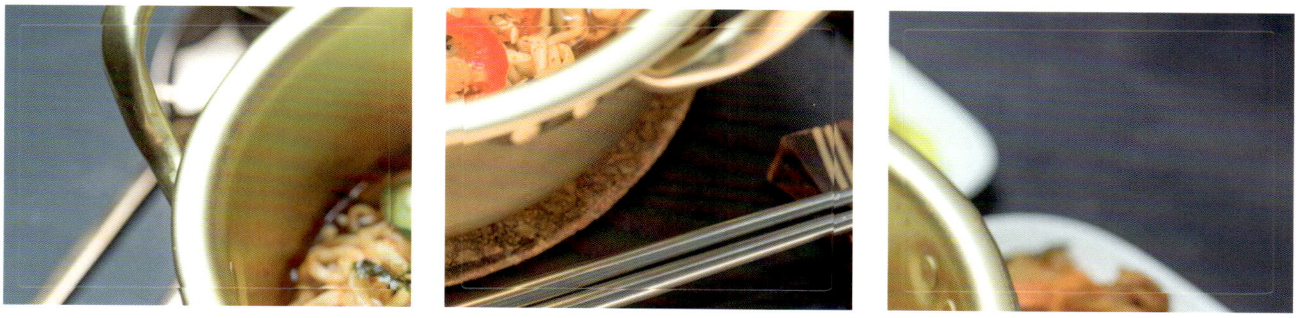

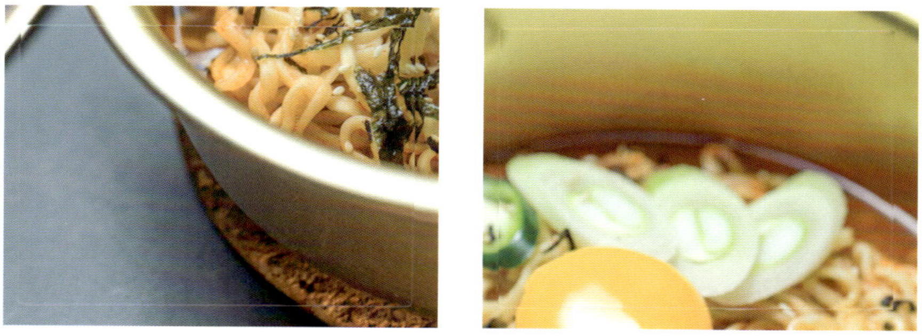

131쪽

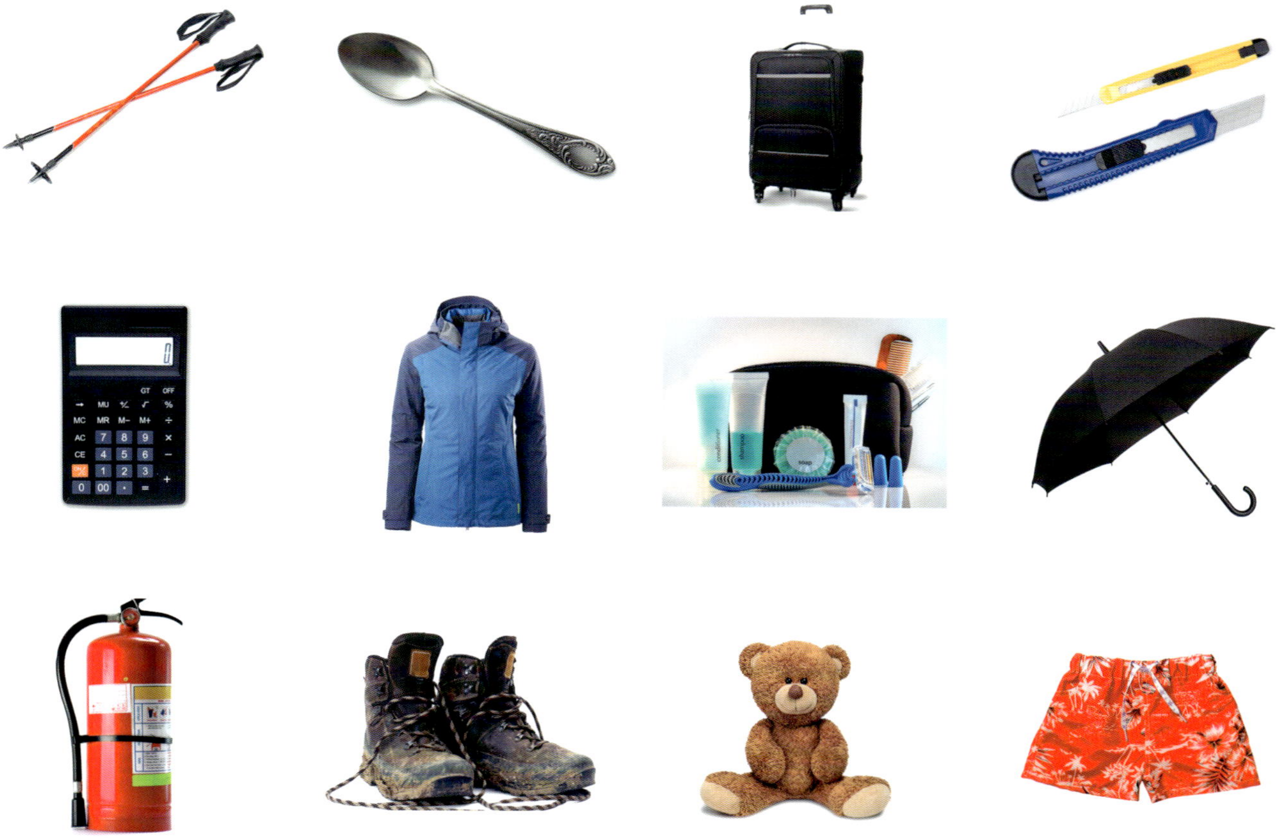

159쪽

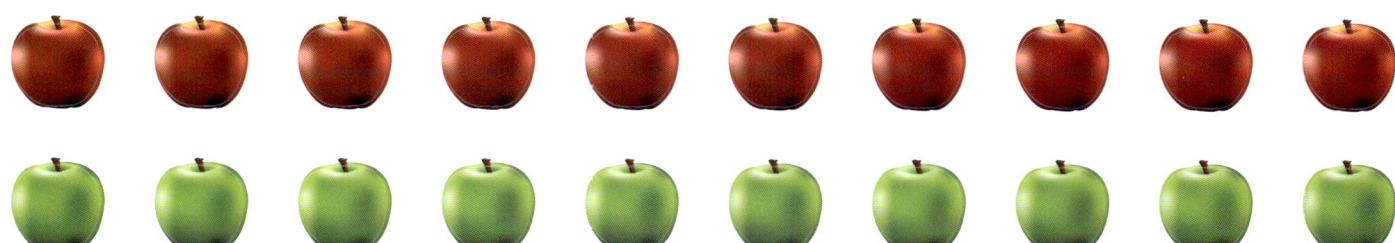

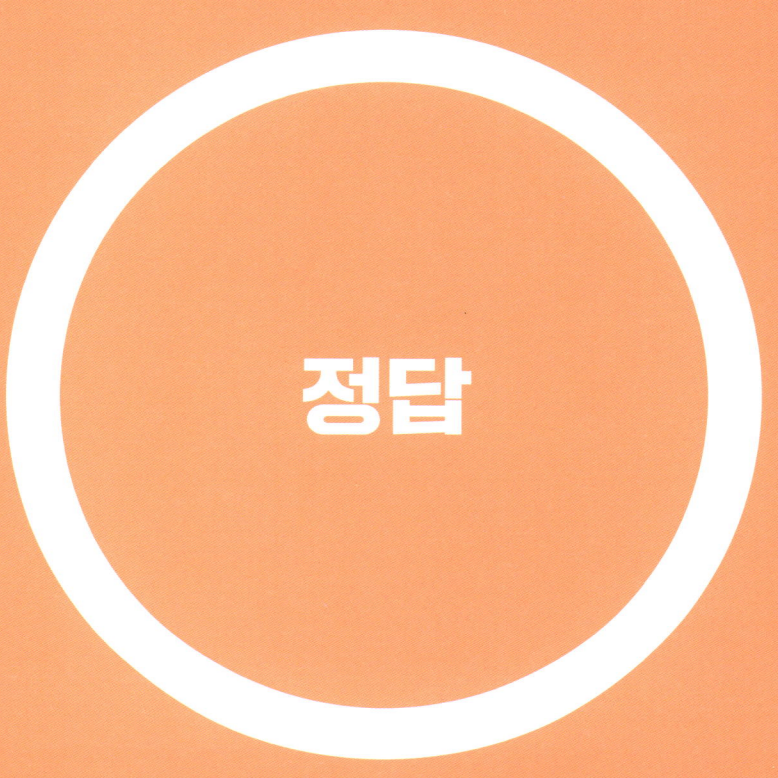

1일 차

전략 : **기억할 내용을 보고 읽고 말하기**

보호자 / 치료사는 다음과 같이 환자를 도와줍니다

* 환자가 인물의 이름을 3회 이상 보고 읽도록 합니다. 인물의 특징이나 유명한 이유를 함께 이야기해 보세요. [예: 세종대왕-한글]

* 환자의 눈을 가리거나 인물의 이름을 가린 상태에서 인물의 이름을 말해보도록 합니다.

* 환자가 기억하기 어려워하는 경우, 내용을 다시 보고 말하도록 합니다.

* 환자가 기억하지 못하는 경우 보호자는 힌트를 제공합니다.
  [예: 인물 이름의 첫 글자, 연관된 정보_ 예: 한글을 만든…]

* 환자가 어려워하면 이름의 개수를 줄여 시행합니다.
  [예: 6개 → 5개 → 4개]

지금은   년   월   일   요일

다음 인물들의 이름을 기억해 보세요.
이름을 보고 이미지를 떠올리며 기억해 보세요.

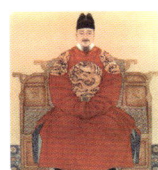 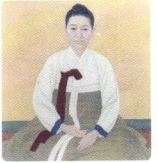 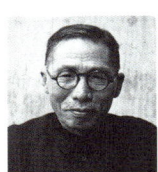

세종대왕   신사임당   김구

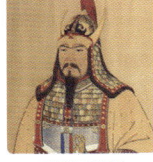 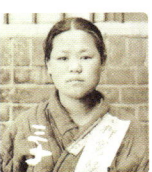

이순신   광개토대왕   유관순

인물의 특징이나 유명한 이유를 이야기하고 적어 보세요.

세종대왕 - 한글,   신사임당 - 예술가, 현모양처(율곡 이이) / 김구 - 독립운동가

이순신 - 임진왜란에서 거북선 만들고 왜군으로부터 나라를 구함

광개토대왕 - 우리나라 역사상 가장 넓은 영토를 확장한 고구려 국왕

유관순 - 3·1운동 때 순국한 열사.

1일 차

앞 장에서 기억한 인물들의 이름을 (   )에 적어 보세요.
1) 이름이 기억나지 않는 경우 아래 [보기]에서 찾아보세요.
2) 얼굴을 보고 앞 장에서 떠올렸던 이미지를 생각해 보세요.

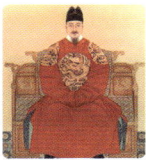 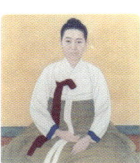 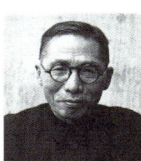

[**세종대왕**]   [**신사임당**]   [**김구**]

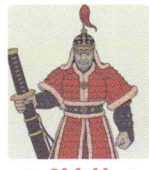 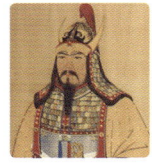 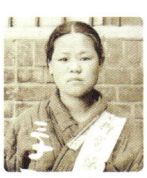

[**이순신**]   [**광개토대왕**]   [**유관순**]

보기   이황   이순신   세종대왕   안창호   광개토대왕
         유관순   김구   신사임당   허난설헌   강감찬

왼쪽 그림을 오른쪽 칸에 똑같이 그려 보세요.

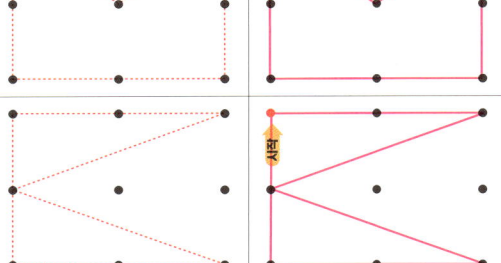

💡 어려워하는 경우, 시작점을 알려주거나 왼쪽 그림에서 점선을 따라 그리는 연습을 합니다.

1일 차

앞 장에서 기억한 인물들을 모두 적어 보세요.
인물의 이름을 순서대로 적지 않아도 됩니다.

1. **세종대왕**
2. **신사임당**
3. **김구**
4. **이순신**
5. **광개토대왕**
6. **유관순**

💡 기억하기 어려워하면, 보호자는 인물의 성이나 특징 등의 힌트를 제공합니다.

몇 개의 블록으로 구성되어 있는지 개수를 세어 적어 보세요.
1) 숨어있는 블록을 구체적으로 설명해 주세요.
2) 별지 268쪽의 도면을 오려 블록을 만든 다음 문제의 모양대로 만들어 보세요.

1. 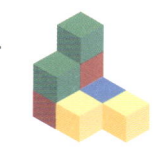 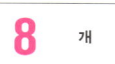 **8** 개

2. 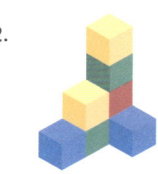 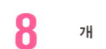 **8** 개

3. 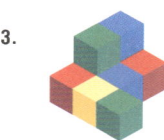 **9** 개

1일 차

달력 확인하기

1. 본인의 생일을 적어 보세요. 그리고 오른쪽 달력에 표시해 보세요.

   본인 이름:　　　　생일 :　　　년　　　월　　　일

   예시) 최병천, 1959년 11월 24일

2. 가족의 생일을 적어 보세요. 그리고 오른쪽 달력에 표시해 보세요.

   가족 이름:　　　　생일 :　　　년　　　월　　　일
   가족 이름:　　　　생일 :　　　년　　　월　　　일
   가족 이름:　　　　생일 :　　　년　　　월　　　일

   예시) 홍미희, 1962년 4월 1일

3. 다음은 무슨 공휴일인가요?
   1) 3월 1일　　[삼일절]
   2) 5월 5일　　[**어린이날**]
   3) 8월 15일　 [**광복절**]
   4) 10월 9일　 [**한글날**]
   5) 12월 25일　[**크리스마스**]

2일 차

전략: **비슷한 특징으로 묶어 기억하기**

지금은   년   월   일   요일

보호자 / 치료사는 다음과 같이 환자를 도와줍니다

* 환자가 사진을 보고 이름을 말한 후 적도록 합니다.
* 환자와 함께 비슷한 특징을 가진 것끼리 나눠 봅니다.
  (예: 동물, 식물 등)
* 묶은 단어를 반복해서 보고 3회 이상 읽도록 합니다.
* 환자의 눈을 가리거나 그림을 가린 상태에서 말하도록 안내합니다.
* 환자가 기억하기 어려워하면 다시 보면서 말하도록 유도합니다.
* 보호자는 환자가 기억하지 못하는 경우 힌트를 제공합니다.
  (예: 첫 글자 힌트, 우리나라 꽃)
* 환자가 어려워하면 그림의 개수를 줄여 시행합니다.
  (예: 6개 → 5개 → 4개)

다음 6개 사진을 기억해 보세요.
1) 특징이 비슷한 것끼리 2종류로 나눈 후 사진의 이름을 적어 보세요.
2) 범주를 나눈 이유도 적어 보세요.

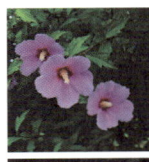 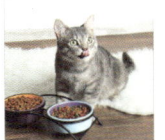 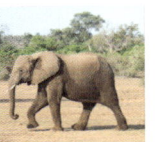
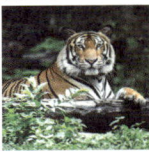 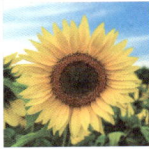 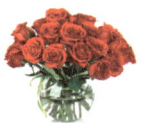

범주 1	무궁화 해바라기 장미
범주 2	고양이 코끼리 호랑이
이유	꽃 / 식물
이유	동물

💡 같은 의미끼리 분류하거나 공통점을 찾아 범주(묶음)를 만듭니다.
범주(묶음)의 예: 동물(토끼, 사자 등), 식물(진달래, 나무 등), 음식(피자, 송편 등)…

2일 차

앞 장에서 기억한 식물과 동물들을 모두 적어 보세요.
기억하기 어려운 경우, [보기]에서 찾도록 합니다.

[보기]
개나리 강아지 무궁화 코끼리 상어 고양이
호랑이 장미 버섯 해바라기 기린 나팔꽃 사자

범주 1	무궁화 해바라기 장미
범주 2	고양이 코끼리 호랑이

💡 [보기]의 단어를 다시 기억하게 도와줍니다.

다음 두 그림을 비교하여 다른 3곳을 찾아 표시해 보세요.

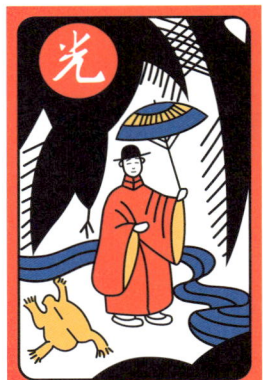 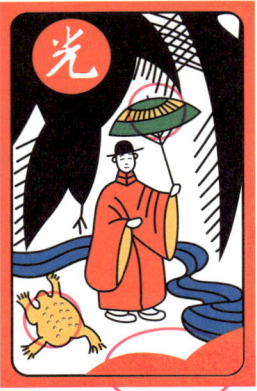

💡 문제를 풀기 위해 최대한 집중할 수 있도록 도와주고 그림을 왼쪽에서 오른쪽으로 손가락을 짚어가며 천천히 살펴보도록 합니다. 그리고 적절한 암시를 줘도 좋습니다.

2일 차

앞 장에서 기억한 식물과 동물들을 모두 적어 보세요.
순서에 상관없이 기억나는 대로 적어 보세요.

범주 1

무궁화

해바라기

장미

범주 2

고양이

코끼리

호랑이

💡 기억하기 어려운 경우, 힌트를 주세요.
예) 우리나라를 상징하는 꽃, 코로 시작하는 단어 등의 다양한 힌트.

다음 사진을 보고 ( )에 정답을 적어 보세요.

흰색 떡 [7 개]   노란색 떡 [2 개]

분홍색 떡 [3 개]   쑥색 떡 [8 개]

💡 우선 문제를 풀기 전에 시간을 충분히 주고 사진을 관찰하도록 하세요.

2일 차

시간이 흘러간 순서대로 빈칸에 번호를 적어 보세요.

2 → 4 → 1 → 3

💡 논리적으로 이유를 설명할 수 있는지 질문해 보세요.

[보기]와 똑같이 아래 표에 숫자와 도형을 그려 보세요.

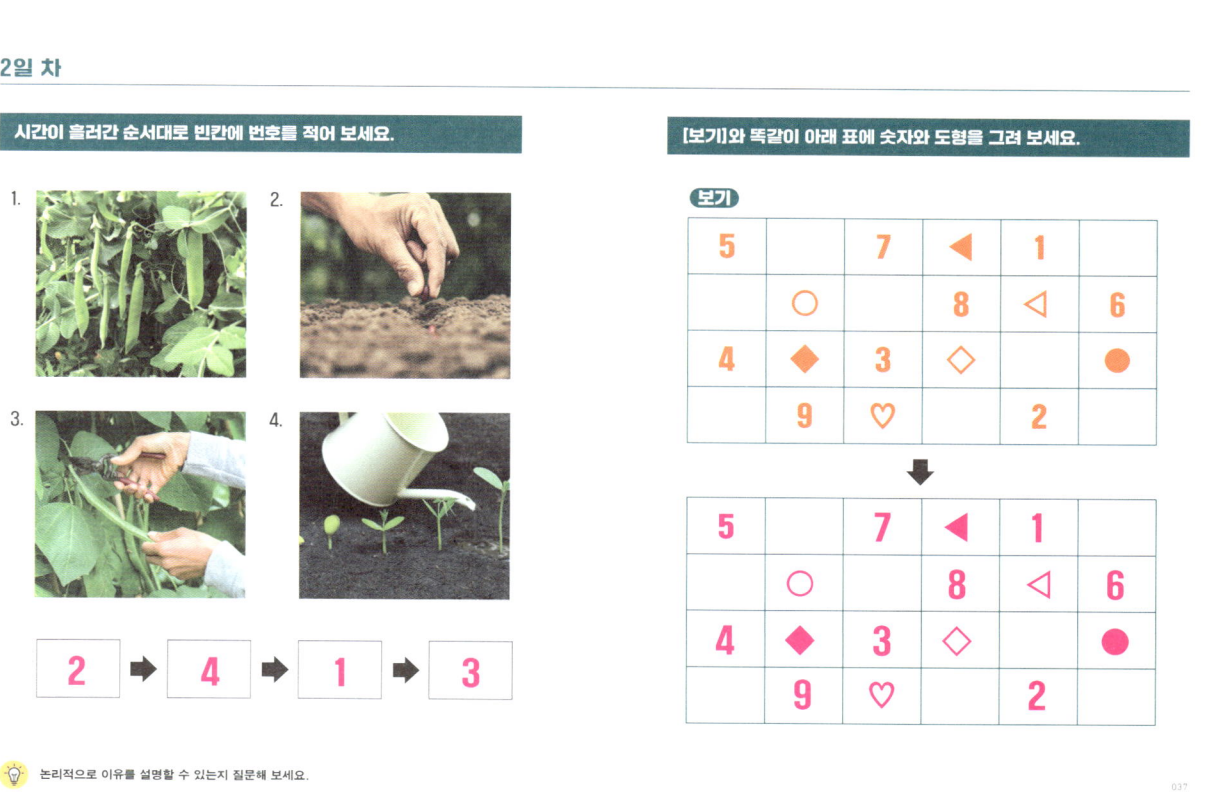

3일 차

전략: 비슷한 특징으로 묶어 기억하기

보호자 / 치료사는 다음과 같이 환자를 도와줍니다

* 환자가 물건의 이름을 말해보고 적도록 합니다.

* 환자와 함께 비슷한 특징을 가진 것끼리 묶도록 합니다.
  (예: 먹는 음식, 전자제품 등)

* 묶은 단어를 반복해서 보고 3회 이상 읽도록 합니다.

* 환자의 눈을 가리거나 그림을 가린 상태에서 말해보도록 합니다.

* 기억하기 어려워하면, 내용을 다시 보고 말해보도록 합니다.

* 보호자는 환자가 기억하지 못하는 경우 힌트를 제공합니다.
  (예: 첫 글자 힌트, 거실에 있어요.)

* 환자가 어려워하면 그림의 개수를 줄여 시행합니다.
  (예: 6개 → 5개 → 4개)

다음 6개 사진을 기억해 보세요.
특징이 비슷한 것끼리 분류하여 아래 범주에 적어 보세요.

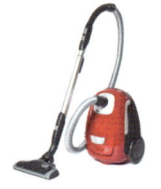
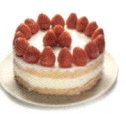
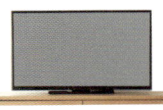
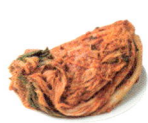
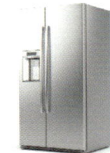
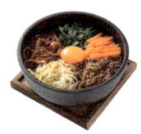

범주 1
- 텔레비전
- 청소기
- 냉장고

범주 2
- 비빔밥
- 케이크
- 배추김치

💡 같은 의미끼리 분류하거나 공통점을 찾아 범주(묶음)를 만듭니다.
범주(묶음)의 예) 동물(토끼, 사자 등), 식물(진달래, 나무 등), 음식(피자, 송편 등)…

3일 차

앞 장에서 기억한 사물들을 모두 적어 보세요.
기억하기 어려운 경우, [보기]에서 찾아 적어보도록 합니다.

[보기]
다리미 물김치 볶음밥 치킨 비빔밥 텔레비전
냉장고 에어컨 케이크 세탁기 청소기 배추김치

범주 1
청소기, 텔레비전, 냉장고

범주 2
비빔밥, 케이크, 배추김치

💡 위 사물을 다시 기억해 봅니다.

위아래 사진을 비교해 보고, 서로 다른 4곳을 찾아 표시해 보세요.

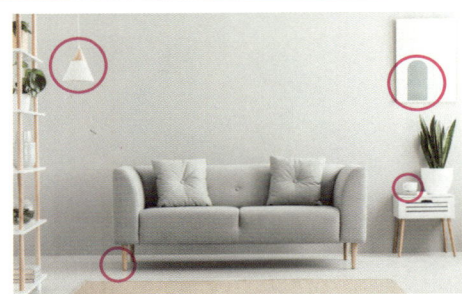
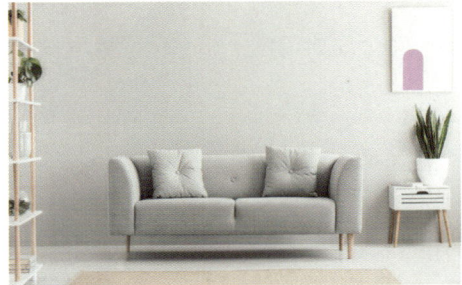

3일 차

앞 장에서 기억한 사물들을 모두 적어 보세요.
순서에 상관없이 기억나는 대로 적어 보세요.

범주 1
- 청소기
- 텔레비전
- 냉장고

범주 2
- 비빔밥
- 케이크
- 배추김치

💡 기억하기 어려워하는 경우 힌트를 주세요.
예) "텔로 시작해요", "생일날 필요해요" 등.

다음 속담을 읽고 ○○에 알맞은 단어를 적어 보세요.
1) 속담의 뜻도 말해 봅니다.
2) 생각이 나지 않는 경우, [보기]에서 정답을 찾아 적어 보세요.

1. 믿는 도끼에 **발등** 찍힌다.
2. 가뭄에 **콩** 나듯한다.
3. 강 건너 **불** 구경
4. **구슬** 이 서 말이라도 꿰어야 보배다.
5. **굼벵이** 도 구르는 재주가 있다.
6. 남의 잔치에 **감** 놓아라, **배** 놓아라 한다.
7. **등잔** 밑이 어둡다.
8. **바늘** 도둑이 **소** 도둑 된다.

[보기]
망치 소 굼벵이 불 감자 하늘 물 발등 전구
구슬 보석 감 사람 콩 등잔 바늘 고추 배

3일 차

다음은 비빔밥입니다. 비빔밥을 만들기 위해 필요한 재료를 모두 찾아 표시해 보세요.

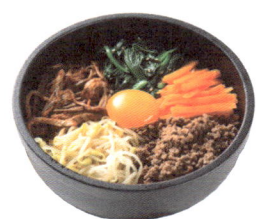

  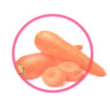
  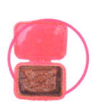 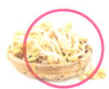
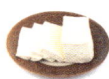

비빔밥 만드는 순서를 빈칸에 적어 보세요.
정해진 답은 없습니다. 본인이 좋아하는 순서대로 만들어 보세요.

❶ 시금치와 콩나물은 깨끗이 씻어 끓는 물에 살짝 데친다.
❷ 당근은 채를 썰어 프라이팬에 기름을 살짝 두르고 살짝 볶는다.
❸ 소금, 후추로 밑간한 다진 고기를 볶는다.
❹ 시금치는 데친 후 필요한 양념을 넣고 조물조물 무친다.
❺ 쌀을 깨끗이 씻어 밥을 한다.
❻ 따뜻한 밥 위에 조리한 채소와 고기를 올리고 고추장과 참기름을 넣고 쓱쓱 비빈 후 맛있게 먹는다.

☐ ➡ ☐ ➡ ☐
➡ ☐ ➡ ☐ ➡ 6

4일 차

전략: 이야기 만들어 기억하기

보호자 / 치료사는 다음과 같이 환자를 도와줍니다

* 기억할 내용을 이야기로 만들어 봅니다. 환자가 이야기 만들기를 어려워하면 보호자가 예시를 들어 줍니다.
  [예: 케이크, 접시, 주스 → 케이크를 접시에 담고 주스를 마신다.]
* 만든 이야기를 노트에 적어 보도록 합니다. 그리고 이야기를 반복해서 읽도록 합니다.
* 환자는 눈을 감고 이야기를 떠올려 봅니다. 기억하기 어려우면 내용을 다시 보고 말해보도록 합니다.
* 보호자는 환자가 기억하지 못하는 경우 힌트를 제공합니다.
  [예: 이야기의 첫 글자 등]
* 환자가 어려워하면 그림의 개수를 줄여 시행합니다.
  [예: 3개 → 2개]

지금은 　　년　　월　　일　　요일

[보기]처럼 제시된 3단어를 모두 사용해 문장을 만들고 적어 보세요. 그리고 [보기]와 [문제]의 문장을 기억해 보세요.

[보기]

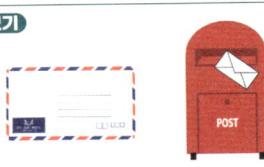

편지를 우체통에 넣고 전화를 걸었다.

[문제]

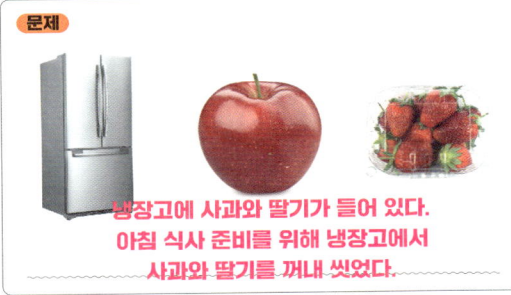

냉장고에 사과와 딸기가 들어 있다.
아침 식사 준비를 위해 냉장고에서
사과와 딸기를 꺼내 씻었다.

💡 정답은 단어의 조합에 따라 다양할 수 있습니다. 답안은 참조만 하세요.
　문장을 반복해 보고 읽으며 기억해 봅니다.

4일 차

앞 장에서 만든 문장을 떠올려 봅니다.
1) 앞 장에서 기억한 단어를 빈칸과 (　) 에 적어 보세요.
2) 본인이 만든 문장도 적어 보세요.

[보기]

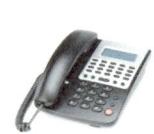

편지를 (**우체통**) 에 넣고 전화를 걸었다.

[문제]

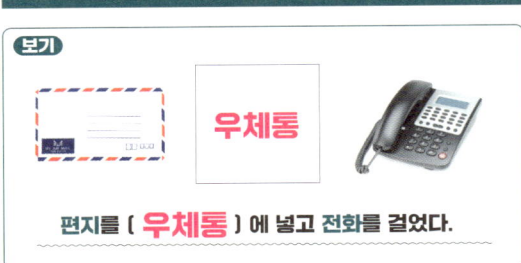

냉장고에 사과와 딸기가 들어 있다.
아침 식사 준비를 위해 냉장고에서
사과와 딸기를 꺼내 씻었다.

앞 장에서 만든 문장을 떠올려 봅니다.
1) 앞 장에서 기억한 단어를 빈칸과 (　) 에 적어 보세요.
2) 본인이 만든 문장도 적어 보세요.

[보기]

편지를 (**우체통**) 에 넣고 (**전화**) 를 걸었다.

[문제]

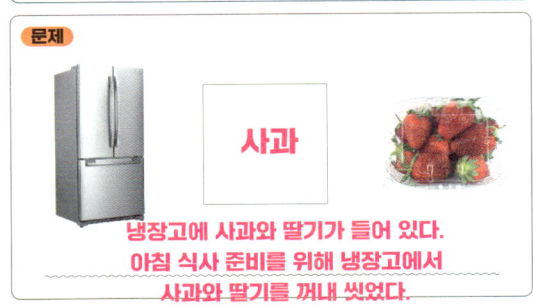

냉장고에 사과와 딸기가 들어 있다.
아침 식사 준비를 위해 냉장고에서
사과와 딸기를 꺼내 씻었다.

4일 차

다음 그림의 물건들을 모두 찾아 [보기]에 표시해 보세요.
그림에 숨어 있는 모양을 찾은 후 문제를 풀어 보세요.

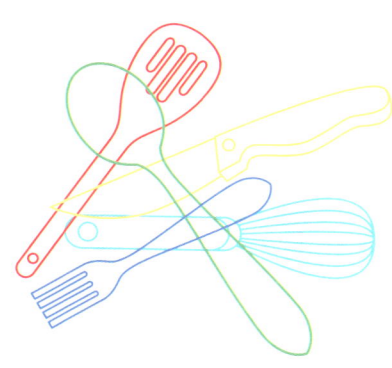

[보기]
장갑 거품기 양말 신발 그릇 망치 샴푸
숟가락 냄비 컵 칼 젓가락 뒤집개 포크 국자

💡 찾기 어려워하는 경우, [보기]에서 답을 찾아보도록 합니다.

오른쪽을 가리키는 화살표를 모두 찾아 표시해 보세요.

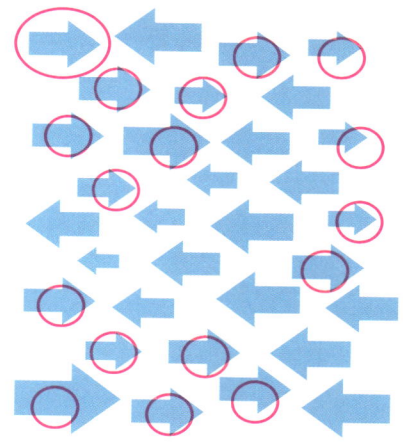

오른쪽을 가리키는 화살표는 모두 몇 개인가요? (예시 포함)

17 개

4일 차

다음 글자를 조합해 2글자 과일 이름을 만들어 적어 보세요.

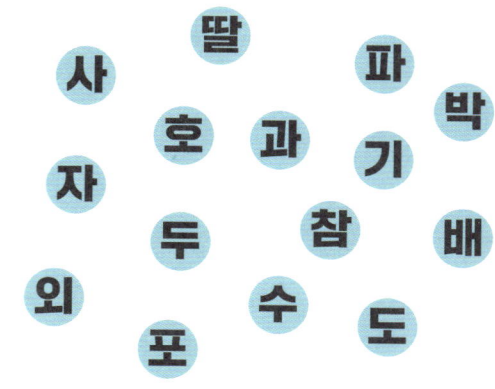

| 참외 | 사과 | 딸기 |
| 포도 | 자두 | 수박 |

하린이는 자판기에서 음료수를 구매하려고 합니다. 콜라 1개, 사이다 1개, 생수 1개를 선택했습니다. 다음 질문에 답해 보세요.

콜라: 1,200원   생수: 500원   사이다: 1,000원

1. 구매한 음료수는 모두 얼마인가요?

   2,700 원

2. 자판기에 10,000원을 넣었습니다. 거스름돈은 얼마인가요?

   7,300 원

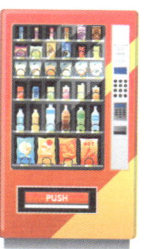

💡 처음에는 직접 암산하도록 하고 이후에 워크북 여백에 숫자를 쓰면서 계산하게 합니다. 계산하기 어려워하면 도움을 주거나 계산기를 사용하게 합니다. 음료수 개수를 다르게 문제를 주어 다시 계산하도록 합니다.

5일 차

전략 : 물건의 위치 기억하기

보호자 / 치료사는 다음과 같이 환자를 도와줍니다

* 환자는 물건의 이름을 반복해 말합니다. 환자가 물건의 위치도 함께 기억할 수 있도록 합니다.
* 물건의 이름을 가리고 그 자리에 있었던 물건의 이름을 말해봅니다. 기억하기 어려워하면, 내용을 다시 보고 말해보도록 합니다.
* 보호자는 환자가 문제를 기억할 수 있도록 충분한 시간을 줍니다.
* (64페이지에서) 보호자는 환자가 이름이나 위치를 혼동할 경우, 힌트를 제공합니다. (예: 물건 이름의 첫 글자, 물건의 용도)
* 힌트 제공 후에도 기억하기 어려워하면, 다시 정확한 정보를 알려줍니다. (예: 여기 주전자가 있었습니다.)

다음은 주방에 있는 물건들입니다. 이름을 말해보고 기억해 보세요.

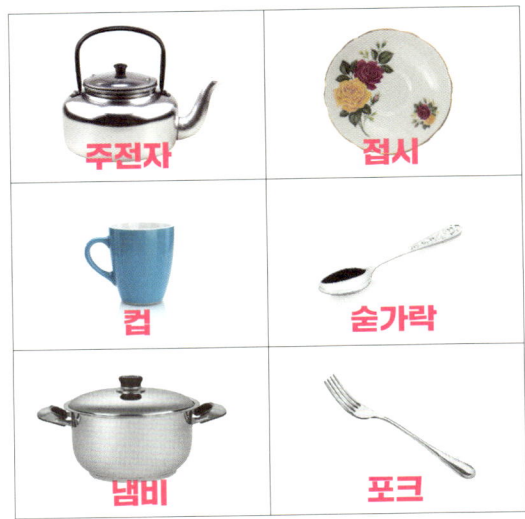

주전자	접시
컵	숟가락
냄비	포크

💡 물건들이 있는 위치를 머릿속으로 떠올려 보며 기억하는 훈련을 해봅니다.

5일 차

앞 장에서 본 물건들의 이름을 위치에 맞게 적어 보세요.

주전자	접시
컵	숟가락
냄비	포크

💡 물건의 이름과 위치를 다시 기억해 보세요.

다음은 0~9까지 숫자 9개 중 7개가 겹쳐 있는 그림입니다. 어떤 숫자인지 모두 적어 보세요.

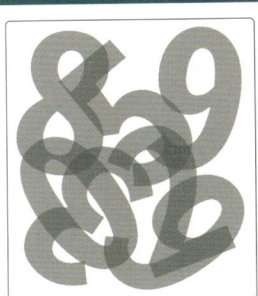

0, 2, 3, 5, 6, 8, 9

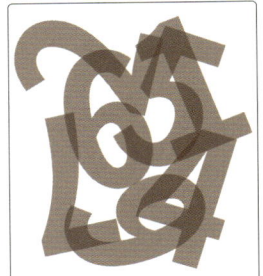

1, 2, 4, 5, 6, 7, 9

5일 차

앞 장에서 기억한 주방의 물건들을 적어 보세요.
기억하기 어려운 경우, [보기]에서 찾아 적어 보세요.

주전자	접시
컵	숟가락
냄비	포크

보기
국그릇 숟가락 접시 국자 냄비
주전자 프라이팬 컵 포크 젓가락

다음에서 15보다 같거나 큰 칸에 빨간색으로 색칠해 보세요.

5+7+3 = 15	8+2+1 = 11	3+10+6 = 19
8+1+4 = 13	9+3+5 = 17	5+5+8 = 18
7+7+4 = 18	4+6+6 = 16	2+5+7 = 14
7+3+7 = 17	9+9+1 = 19	6+8+6 = 20

💡 처음에는 시간을 충분히 주고 암산하도록 합니다. 암산이 어려운 경우 워크북 여백이나 종이를 주어 적으면서 계산하도록 도와줍니다.

5일 차

다음 지하철 노선도를 보고 문제를 풀어 보세요.

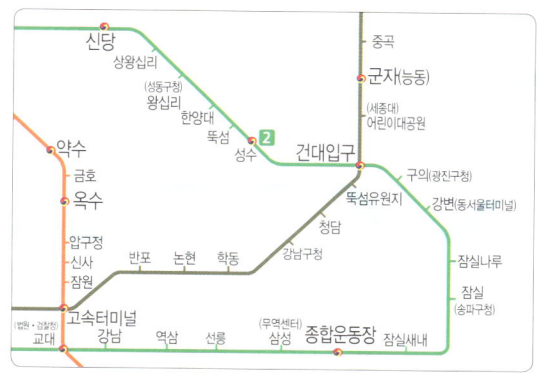

💡 1) 실제 지하철 노선도를 보여 주고 길찾기를 해보세요.
2) 환자가 내용을 잘 이해하도록 천천히 반복해서 읽어줍니다.
3) 환자가 집중을 잘 유지하도록 출발역과 도착역을 미리 표시합니다.

1. 종윤이는 성수역에 살고 있습니다. 병원 진료가 있어 서울아산병원(잠실나루역)에 가야 합니다. 2호선 성수역에서 잠실나루역까지 몇 정거장인지 세어 적어 보세요.

4 정거장

2. 지윤이는 친구를 만나기 위해 잠실나루역에서 어린이대공원역으로 가야 합니다. 환승역은 어디인가요?

건대 입구

3. 서윤이는 옥수역에서 역삼역까지 가려고 합니다. 어느 정거장을 지나가는지 정거장의 이름과 환승역을 적어 보세요.

정거장 이름?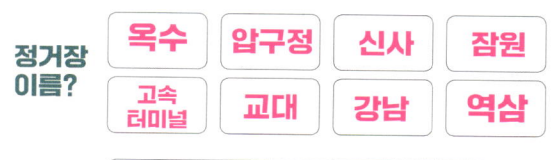

환승역? **교대**

6일 차

전략 : 힌트 점진적으로 줄이기
힌트는 점점 줄이고 환자가 기억해야 할 정보의 양은 점점 늘려간다.

보호자 / 치료사는 다음과 같이 환자를 도와줍니다

* 환자는 기억해야 할 내용을 반복해 읽어 보도록 합니다.
* 환자는 눈을 감고 기억한 내용을 떠올려 봅니다. 기억하기 어려운 경우, 내용을 다시 보고 말하도록 합니다.
* (1단계부터) 보호자는 기억해야 할 내용 중 마지막 일부를 환자가 적도록 합니다.
* 힌트는 점점 줄이고 환자가 적어야 할 내용은 많아집니다. 환자가 기억하기 어려운 경우, 이전 단계를 다시 반복합니다.
  예) 서울아산병원
  1단계: 서울아산병*
  2단계: 서울아산**(* 부분을 기억하기 어려운 경우, 이전 단계(1단계)에서 다시 시작합니다.)

다음 주소를 기억해 보세요.

서울특별시 송파구 올림픽로 43길 88

3회 이상 반복해서 읽습니다. 눈을 감고 주소를 말해 봅니다.
위 주소를 가린 후 아래 1~2단계의 빈칸을 채워 보세요.

1단계
서울특별시 송파구 올림픽로 43길 [8] [8]

1단계를 가리고 2단계를 채워 봅니다.

2단계
서울특별시 송파구 올림픽로 [4] [3] 길 [8] [8]

6일 차

앞 장에서 기억한 주소를 빈칸에 적어 보세요.

3단계
서울특별시 송파구 [올][림][픽][로] [4] [3] [길] [8] [8]

3단계를 가리고 4단계를 채워봅니다.

4단계
서울특별시 [송][파][구] [올][림][픽][로]
[4] [3] [길] [8] [8]

4단계를 가리고 5단계를 채워봅니다.

5단계
[서][울][특][별][시] [송][파][구] [올][림][픽][로]
[4] [3] [길] [8] [8]

💡 본인의 집 주소나 기억해야 할 정보를 위 방법으로 연습해 봅니다.

다음 전화번호를 기억해 보세요.

☎ **3010-1569**

3회 이상 반복해서 읽습니다. 눈을 감고 주소를 말해 봅니다.
위 전화번호를 가리고 아래 1~3단계의 빈칸을 채워 보세요.

1단계
3010-15[6][9]

2단계
3010-[1][5][6][9]

3단계
[3][0][1][0]-[1][5][6][9]

6일 차

앞 장에서 기억한 전화번호를 빈칸에 적어 보세요.

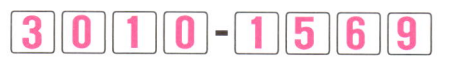

앞 장에서 기억한 서울아산병원 주소를 빈칸에 적어 보세요.

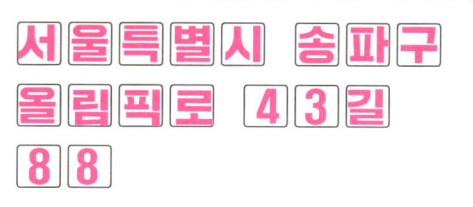

💡 가족이나 지인의 주소 또는 전화번호를 위 방법으로 연습해 봅니다.

다음 음식에 들어가는 재료를 생각나는 대로 적어 보세요.

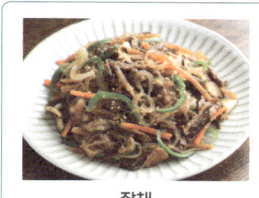

당면, 고기, 당근, 양파, 피망, 파프리카, 시금치, 버섯 등

잡채

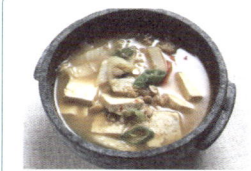

된장, 다시 멸치, 애호박, 버섯, 대파, 청양고추, 홍고추, 두부 등

된장찌개

6일 차

[보기]를 보고 아래 그림을 완성한 후 색칠해 보세요.

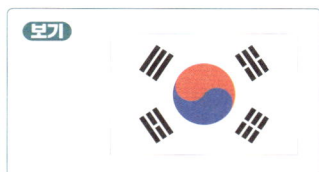

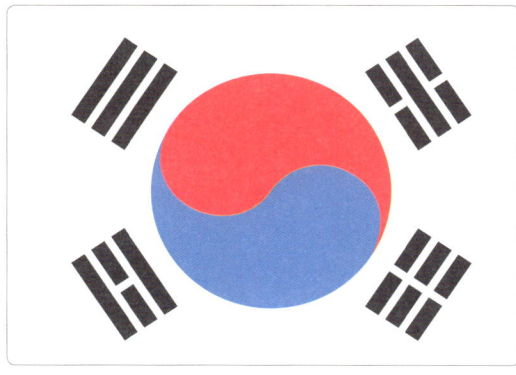

두 시계의 시간을 각각 적고 두 시간의 차이도 적어 보세요.

1.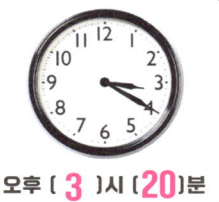

오전 (10)시 (0)분   오후 (3)시 (20)분

두 시간의 차이 (5)시간 (20)분

2.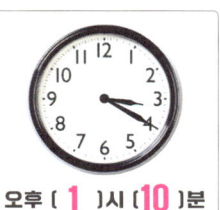

오전 (9)시 (10)분   오후 (1)시 (10)분

두 시간의 차이 (4)시간 (0)분

7일 차

지금은   년   월   일   요일

전략: 힌트 점진적으로 줄이기
힌트는 점점 줄이고 환자가 기억해야 할 정보의 양은 점점 늘려간다.

보호자 / 치료사는 다음과 같이 환자를 도와줍니다

* 환자는 과일의 이름을 반복해서 말하도록 합니다.
* 환자는 눈을 감고 기억한 내용을 떠올려 봅니다. 기억하기 어려운 경우 내용을 다시 보고 말하도록 합니다.
* (90페이지부터) 기억해야 할 내용 중 일부를 환자가 적도록 합니다. 힌트를 점점 줄여 환자가 적어야 할 내용은 많도록 유도합니다.
* 힌트를 제공할 때도 기억하기 어려운 경우 이전 단계를 다시 반복합니다.
* 어려워하는 경우 기억해야 할 그림의 개수를 줄여서 시작하고 점점 늘립니다.

다음 과일의 이름과 위치를 기억해 보세요.
1) 빈칸에 과일 이름을 적어 보세요.
2) 과일 이름을 3회 반복해 읽어 보세요.
3) 위치를 기억하며 읽어 보세요.

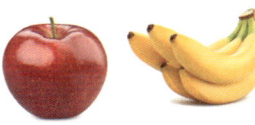
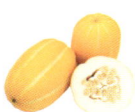
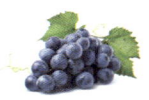
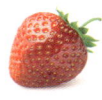
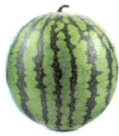

사과	바나나	참외
포도	딸기	수박

7일 차

앞 장에서 기억한 과일 이름을 빈칸에 적어 보세요.

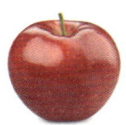 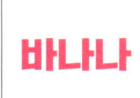 바나나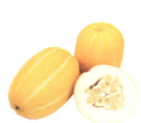

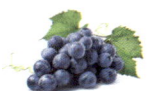 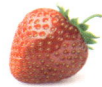 수박

💡 빈칸 그림을 기억하기 어려운 경우, 1) 앞 장 그림을 다시 보고 기억하도록 합니다. 2) 보호자는 단어의 첫 글자나 힌트를 제공합니다. 3) 모두 기억한 후 다음 장을 넘기도록 합니다.

앞 장에서 기억한 과일 이름을 빈칸에 적어 보세요.

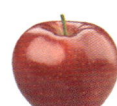 바나나 참외

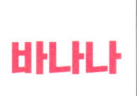

포도 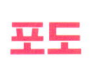 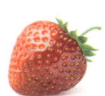 수박

💡 빈칸 그림을 기억하기 어려운 경우, 1) 앞 장 그림을 다시 보고 기억하도록 합니다. 2) 보호자는 단어의 첫 글자나 힌트를 제공합니다. 3) 모두 기억한 후 다음 장을 넘기도록 합니다.

7일 차

앞 장에서 기억한 과일 이름을 빈칸에 적어 보세요.

위치에 맞게 이름을 적어 봅니다. 기억하기 어려운 경우 [보기]에서 찾아 적어 봅니다.

사과	바나나	참외
포도	딸기	수박

[보기]
감 사과 키위 바나나 참외
파인애플 포도 딸기 배 수박

알맞은 계절끼리 선으로 이어 보세요.

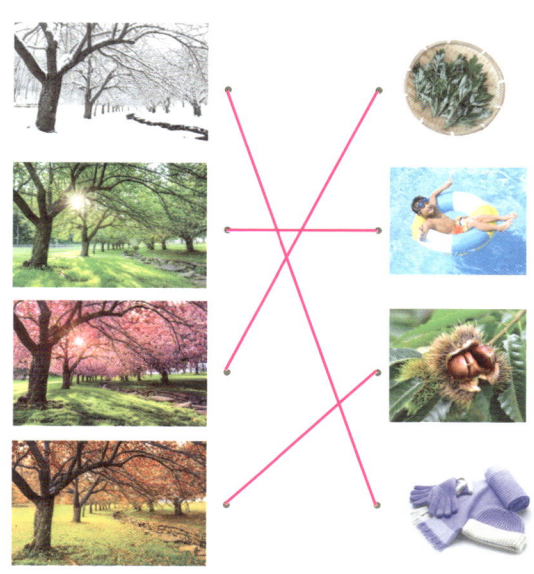

7일 차

다음 문제를 풀어 보세요.

🐟 + 🐟 + 🐟 = 30

🐟 + 🐟 + 🐟 = 20

🐟 + 🐟 + 🐟 = 9

🐟 + 🐟 + 🐟 = **17**

💡 처음에는 암산으로 계산하도록 하고 계산하기 어려워하면 도움을 줍니다.

다음 제시어로 시작하는 단어를 각각 3개 이상 적어 보세요.

[보기]
나 : 나비, 나뭇잎, 나사, 나무, 나누기, 나뭇가지 …

가 가수 가게 가족 가슴 가을 가재 가장 가방 가지 …

바 바다 바람 바지 바닥 바위 바늘 바가지 바탕 바구니 …

사 사격 사람 사랑 사이 사전 사탕 사회 사무실 사춘기 …

아 아리랑 아이 아들 아버지 아침 아파트 아가씨 아쉬움 …

7일 차

가로세로 낱말 퍼즐을 풀어 보세요.

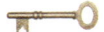 가로 열쇠

① 손이나 채로 나무토막을 쳐 소리를 내는 타악기.
⑤ 고양잇과의 포유류.
   [포유류 중 가장 빨리 달리는 속도가 시속 112km 정도 된다.]
⑥ 친목을 목적으로 여러 사람을 초청해 즐기는 모임.
   예) 생일 ○○
⑧ 미리 마련해 갖추어 놓는 물건.
   예) 출산 ○○○

 세로 열쇠

② 인간과 비슷한 모습으로 걷고 말도 하는 기계.
③ 나무나 철사로 집을 둘러막거나 경계를 가르는 작은 담장.
④ 여러 집이 있는 높고 큰 공동 주택.
⑦ 외부의 침략이나 공격을 막아 지킴.
   예) 국경 ○○, 방위, 방비

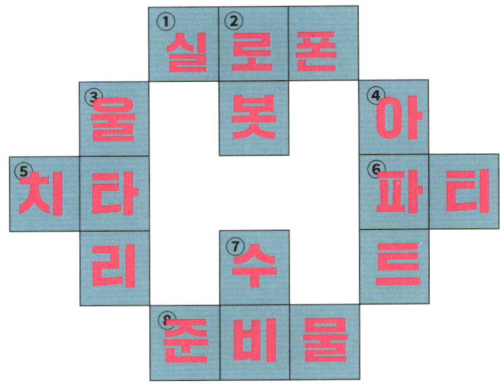

8일 차

전략: 힌트 점진적으로 줄이기
힌트는 점점 줄이고 환자가 기억해야 할 정보의 양은 점점 늘려간다.

보호자 / 치료사는 다음과 같이 환자를 도와줍니다

* 환자는 기억해야 할 내용을 반복해 읽도록 합니다.
* 환자는 눈을 감고 기억한 내용을 떠올려 봅니다. 기억하기 어려우면 내용을 다시 보고 말해보도록 합니다.
* (104페이지부터) 기억해야 할 내용 중 일부를 환자가 적도록 합니다. 점점 힌트를 줄여가고 환자가 적어야 할 내용은 많아집니다.
* 힌트를 제공할 때도 기억하기 어려운 경우 이전 단계를 다시 반복합니다.
* 어려워하는 경우 기억해야 할 그림의 개수를 줄여 시작하고 점점 늘립니다.

지금은　　　년　　　월　　　일　　　요일

다음 짧은 글을 기억해 적어 보세요.

> 글을 읽고 쓰기를 반복하면
> 최고의 뇌 운동이 된다.

위 글을 기억해 봅니다. 반복해 보고 읽습니다.
위 글을 아래 칸에 두 번 적어 보세요.

> 글을 읽고 쓰기를 반복하면
> 최고의 뇌 운동이 된다.

> 글을 읽고 쓰기를 반복하면
> 최고의 뇌 운동이 된다.

8일 차

앞 장의 글을 떠올려 빈칸을 채워 보세요.
기억하기 어려운 경우, 앞 장의 글을 다시 읽어 봅니다.

> 글을 읽고 쓰기를 반복하면
> 최고의 **뇌 운동**이 된다.

위의 글을 가린 후 아랫글을 완성해 봅니다.

> 글을 읽고 쓰기를 반복하면
> **최고의 뇌 운동**이 된다.

앞 장의 글을 떠올려 빈칸을 채워 보세요.
기억하기 어려운 경우, 앞 장의 글을 다시 읽어 봅니다.

> 글을 읽고 쓰기를 **반복**하면
> **최고의 뇌 운동**이 된다.

위의 글을 가린 후 아랫글을 완성해 봅니다.

> 글을 읽고 **쓰기**를 **반복**하면
> **최고의 뇌 운동**이 된다.

8일 차

다음 짧은 글을 활용해 기억하는 연습을 더욱더 해 보세요.

> 성공하기까지는 항상 실패를 거친다.

> 작은 변화가 일어날 때 진정한 삶을 산다.

> 행동이 습관을 바꾸고
> 습관이 성격을 바꾸고
> 성격은 운명을 바꾼다.

다음 문제를 풀어 보세요.

연속해서 더하기

3 + 5 = **8** + 6 = **14**
4 + 2 = **6** + 4 = **10**
1 + 8 = **9** + 7 = **16**

연속해서 빼기

30 - 7 = **23** - 5 = **18**
43 - 3 = **40** - 6 = **34**
58 - 7 = **51** - 3 = **48**

8일 차

다음 숫자를 가로, 세로, 대각선 방향으로 찾아 표시해 보세요.

12	47	99	45	20
24	25	61	93	26

1	7	3	8	3	4
7	3	0	6	2	0
3	4	5	1	7	8
1	3	8	9	9	7
4	8	3	5	8	1
4	7	2	6	8	2

다음 끝말잇기를 완성해 보세요.
1) 앞 단어의 마지막 글자로 시작하는 단어를 적어 보세요. 글자 수는 상관없습니다.
2) 5개 이상 단어를 적어 보세요.

가야금 → 금광 → 광부 → 부산 → 산파 → 파티 → 티눈 → 눈사람

고등어 → 어부 → 부표 → 표지판 → 판서 → 서풍 → 풍속 → 속죄

호미 → 미소 → 소금 → 금고 → 고집 → 집대성 → 성장 → 장면

원칙에 맞다면 정답입니다.

💡 어려워하면 힌트를 주세요. 처음에는 힌트를 어렵게 주어 생각을 많이 할 수 있도록 돕고 어려워하면 쉽게 조절하세요. (예) 동물 ▶ 바나나를 좋아하는 동물 ▶ "원"자로 시작하는 동물 등)

9일 차

전략: 연관 지어 기억하기

지금은 ___년 ___월 ___일 ___요일

다음 지역과 특산물을 짝지어 기억해 보세요.

보호자 / 치료사는 다음과 같이 환자를 도와줍니다

* 환자는 지역 이름과 특산물을 반복해 읽도록 합니다.
* 환자는 지역과 특산물을 연관 지어 기억해 봅니다.
* 지역 이름이나 특산물의 일부를 가리고 가려진 부분의 이름을 떠올려 봅니다. 기억하기 어려워하면 내용을 다시 보고 말해보도록 합니다.
* (112페이지부터) 기억해야 할 내용 중 일부를 환자가 적도록 합니다.
* 환자가 기억하기 어려워하는 경우 앞 장의 그림을 보고 다시 기억하도록 합니다. 다시 모두 기억한 후 다음 장으로 넘기도록 합니다.

경기도 - 가평 - 잣

경상남도 - 밀양 - 사과

충청북도 - 보은 - 대추

9일 차

앞 장에서 짝지어 기억한 지역과 특산물을 떠올려 ( )에 들어갈 단어를 적어 보세요.

경기도 - (**가평**) - 잣

경상남도 - (**밀양**) - 사과

충청북도 - (**보은**) - 대추

위아래 사진을 비교해 보고, 서로 다른 3곳을 찾아 표시해 보세요.

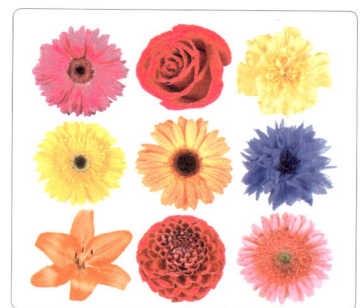
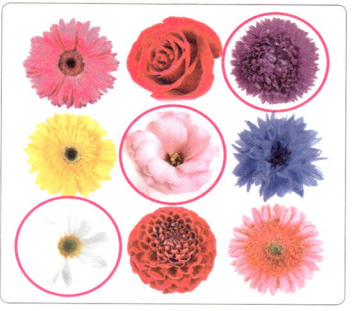

9일 차

앞 장에서 짝지어 기억한 지역과 특산물을 떠올려 ( )에 들어갈 단어를 적어 보세요.

경기도 - 가평 - (**잣**)

경상남도 - (**밀양**) - (**사과**)

(**충청북도**) - 보은 - (**대추**)

본인이 살고 있는 지역 이름(또는 고향)과 특산물을 적어 보세요.
개인마다 답이 다릅니다.

다음 표정을 잘 기억해 두세요.

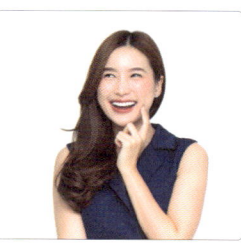 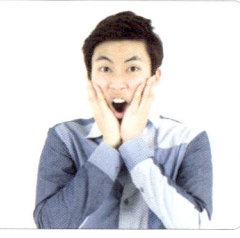
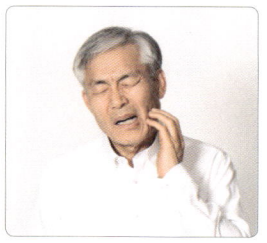 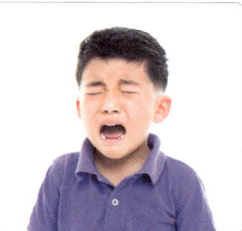

각 표정이 어떤지 말로 설명해 보세요.

웃음 / 놀람 / 아픔 / 슬픔(운다)

9일 차

앞 장을 잘 기억하여 표정이 달라진 사람을 찾아 표시해 보세요.

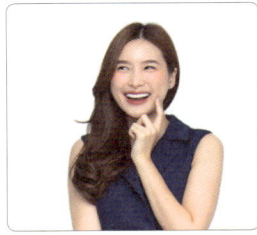 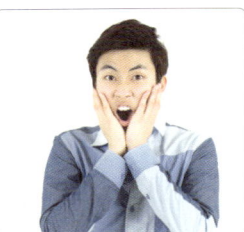
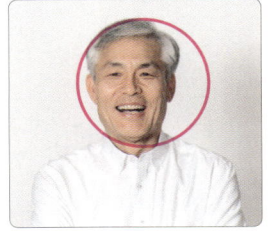 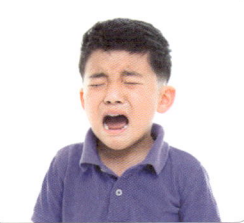

다음 표정을 잘 기억해 두세요.

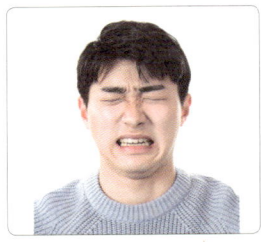 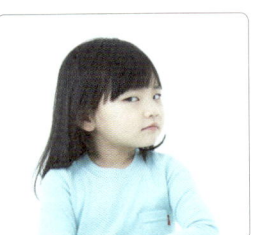
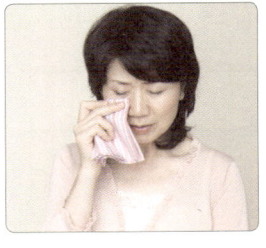 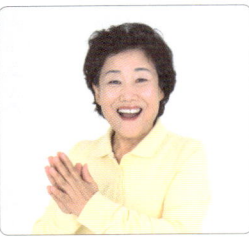

각 표정이 어떤지 말로 설명해 보세요.

슬픔 / 화남(째려본다) / 눈물 / 기쁨(웃음)

9일 차

앞 장을 잘 기억하여 표정이 달라진 사람을 찾아 표시해 보세요.

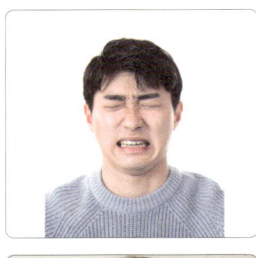 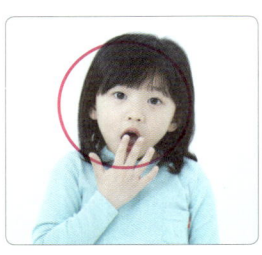
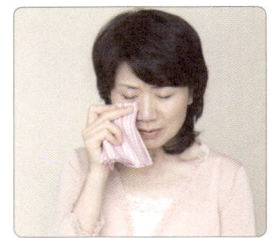 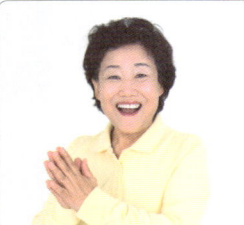

다음 제시어의 반대말을 적어 보세요.

크다	⟷	작다
춥다	⟷	덥다
느리다	⟷	빠르다
더럽다	⟷	깨끗하다
싱겁다	⟷	짜다
차갑다	⟷	뜨겁다
가볍다	⟷	무겁다
비싸다	⟷	싸다
두껍다	⟷	얇다

10일차

전략: 위치 기억하기

보호자 / 치료사는 다음과 같이 환자를 도와줍니다

* 환자는 각 위치의 도형을 반복해 노트에 그려봅니다.
* 환자는 비슷한 도형끼리 묶어봅니다.
* 눈을 감고 도형의 위치를 떠올려 봅니다. 기억하기 어려운 경우 그림을 다시 봅니다.
* (124페이지부터) 앞 장에서 본 도형을 떠올려 보고 위치에 맞게 그려봅니다.
* 환자가 기억하기 어려워하는 경우 앞 장의 그림을 보고 다시 기억하도록 합니다. 다시 모두 기억한 후 다음 장으로 넘기도록 합니다.

다음 도형과 숫자 위치를 기억해 보세요.

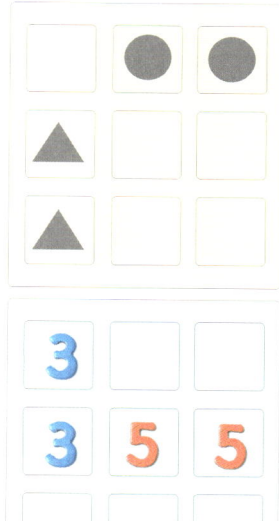

10일 차

앞 장의 도형과 숫자 위치를 기억해 그려 보세요.

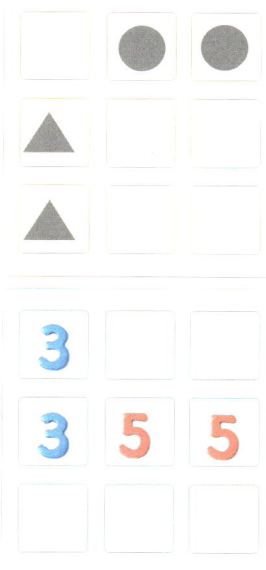

다음 도형과 숫자 위치를 기억해 보세요.

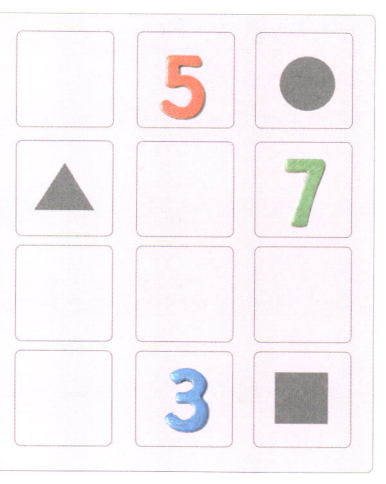

10일 차

앞 장의 도형과 숫자 위치를 기억해 그려 보세요.

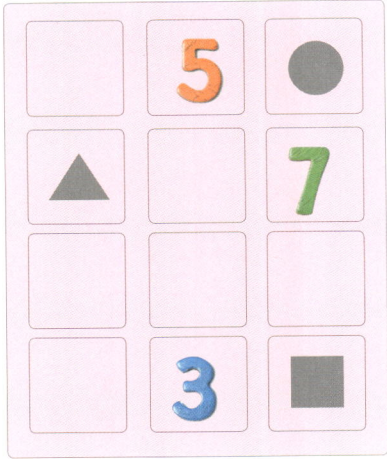

빈 곳에 알맞은 조각을 찾아 스티커(별지 268쪽)를 붙여 보세요.

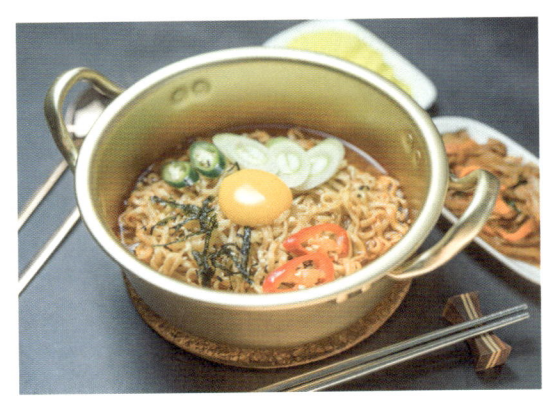

10일 차

다음에서 가로 또는 세로로 적은 학교 관련 단어를 찾아 표시하고, 이름과 위치를 기억해 보세요.

칠	분	필
판	교	실
의	책	선
자	상	생
학	생	님

위 표를 가리고, 찾은 단어들을 기억해 알맞은 위치에 적어 보세요.

칠	분	필
판	교	실
의	책	선
자	상	생
학	생	님

내일 친구들과 2박 3일 거제도로 여행 갈 예정입니다. 아래 내용을 참고하여 필요한 여행 준비물을 모두 골라 표시해 보세요. 그리고 물건의 위치도 같이 기억해 두세요.

1) 아침에 일어나서 뉴스를 보니 내일 오후부터 전국에 비 예보가 있음.
2) 둘째 날 오후에는 호텔에서 수영 계획이 있음.
3) 여행 마지막 날에는 천하 일경 거제도 망산 등산을 계획함.

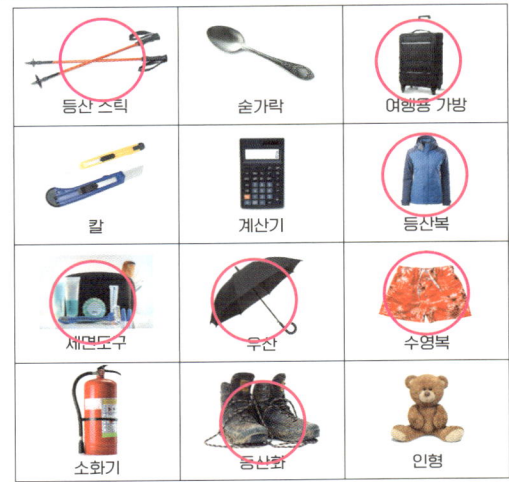

10일 차

다음 글자를 화살표 방향으로 회전시켰을 때 생기는 글자를 적어 보세요.

앞 장에서 기억한 여행 준비물을 위치에 맞게 스티커(별지 268쪽)를 붙여 보세요.

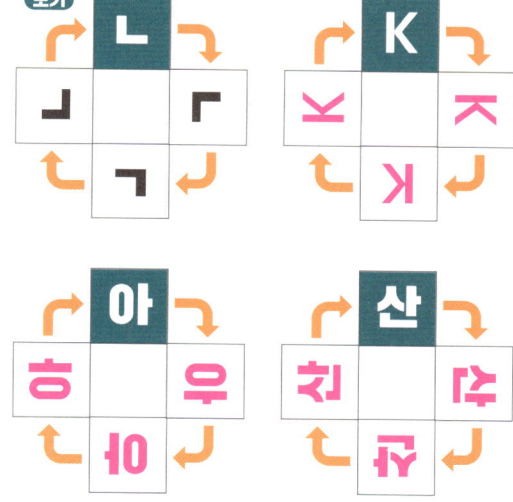

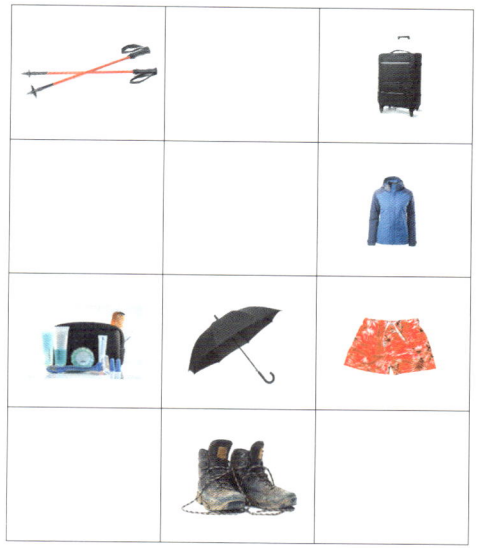

11 일차

지금은   년   월   일   요일

전략: 시간차 회상 훈련

보호자 / 치료사는 다음과 같이 환자를 도와줍니다

* 환자는 사물의 이름, 종류, 관련된 계절을 적어 봅니다.
* 환자는 4가지 사물을 기억합니다. 사물 이름을 3회 이상 말해봅니다.
* 눈을 감고 사물을 떠올려 보도록 합니다. 기억하기 어려우면 그림을 다시 보여줍니다.
* (144페이지) 앞 장에서 본 사물을 찾아 표시를 해봅니다. 기억하기 어려워하면 보호자는 힌트를 제공합니다.
* 환자는 숫자를 1~10까지 세어봅니다.
* (145페이지) 앞 장에서 본 사물의 이름을 다시 적어 봅니다. 기억하고 있다면 숫자를 1~30까지 센 다음 다시 적어 봅니다.
* 환자가 기억하기 어려워하는 경우 사물을 다시 보여주고 기억하도록 합니다. 모두 기억하고 있다면 시간차를 두고 기억한 내용을 물어봅니다. (30초 → 1분 후 → 2분으로 두 배씩 시간 간격을 늘립니다.)

다음을 보고 문제를 풀어 보세요.

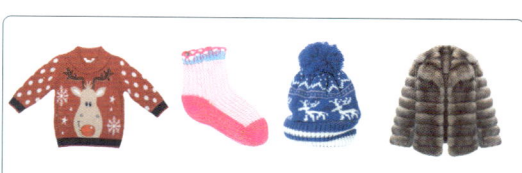

1. 위 사물의 이름을 순서대로 모두 적어 보세요.

   스웨터, 양말, (털)모자, 모피 코트

2. 모두 어떤 종류인가요?

   의류, 옷

3. 위 사물과 관련된 계절은 무엇인가요?

   겨울

환자가 물건을 기억하도록 합니다.

11일 차

앞 장에서 기억한 사물들을 모두 찾아 표시해 보세요.

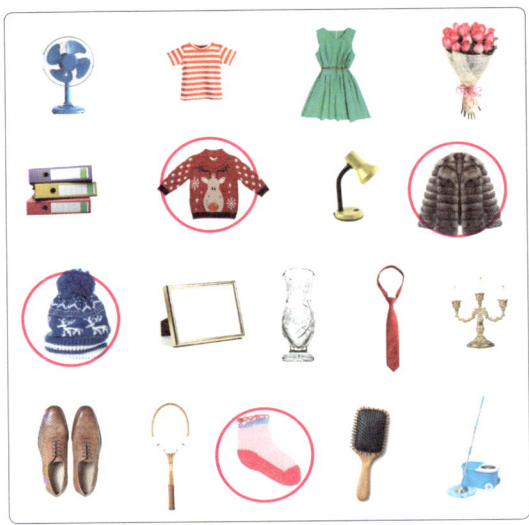

1) 기억하기 어려운 경우, 앞 장의 그림을 보고 다시 기억해 봅니다.
2) 모두 기억한 경우 숫자를 1~10까지 센 후 다시 질문해 봅니다.

앞 장에서 기억한 사물의 이름을 빈칸에 적어 보세요.
순서에 상관없이 적어 봅니다.

> **스웨터, 양말, (털)모자, 밍크 코트**

위 내용을 가리고 1~30까지 센 다음 아래 칸에 다시 적어 보세요.

> **스웨터, 양말, (털)모자, 밍크 코트**

1분 후 다시 기억하여 문제를 풀도록 하세요. 시간 간격을 두 배씩 점점 늘려갑니다.
(예) 1분 후 → 2분 후 → 4분 후)

11일 차

다음을 보고 문제를 풀어 보세요.

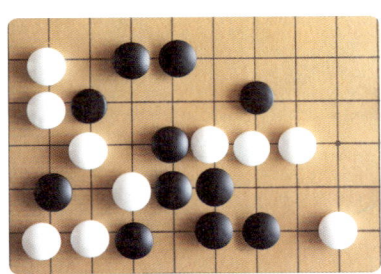

1. 흰 바둑돌만 세어 보세요. 몇 개인가요? [**10**] 개
2. 검은 바둑돌만 세어 보세요. 몇 개인가요? [**11**] 개
3. 흰 바둑돌과 검은 바둑돌은 모두 몇 개인가요? [**21**] 개

다음 사진을 보고 계절에 맞는 번호를 찾아 적어 보세요.

1.	2.	3.
4.	5.	6.
7.	8.	9.

봄　3.벚꽃　8.개나리
여름　4.선풍기　6.수영(물놀이)　7.수박
가을　2.밤　9.단풍
겨울　1.눈사람　5.난로

11일 차

위 그림과 똑같이 아래 칸에 그려 보세요.

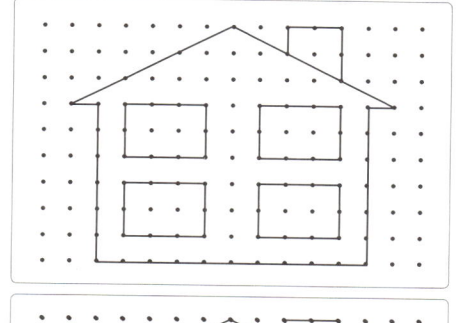

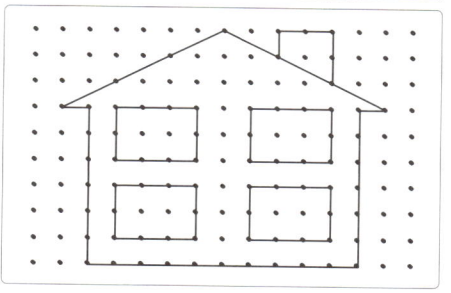

[보기]와 같이 빈칸에 맞는 사칙연산(+,−,×,÷) 부호를 적어 보세요.

보기 4 + 3 − 5 = 2

1. 3 + 4 + 5 = 12
2. 3 + 4 − 5 = 2
3. 3 × 4 − 5 = 7
4. 1 + 2 + 3 = 6
5. 1 + 2 − 3 = 0
6. 1 × 2 + 3 = 5

12일 차

전략 : 시간차 회상 훈련

지금은   년   월   일   요일

보호자 / 치료사는 다음과 같이 환자를 도와줍니다

* 환자는 세계 명소의 이름을 3회 이상 읽습니다. 명소의 이름을 노트에 적어 보세요.
* 눈을 감고 그림을 떠올려 보도록 합니다. 기억하기 어려우면 그림을 다시 봅니다.
* (154페이지) 앞 장에서 본 명소의 이름을 적어본 후 숫자를 1~10까지 세어 봅니다.
* (159페이지) 앞 장에서 본 명소의 이름을 다시 적어 봅니다. 기억하고 있다면 숫자를 1~30까지 센 다음 다시 적어 봅니다.
* 환자가 기억하기 어려운 경우 그림을 다시 보여주고 기억하도록 도와줍니다. 모두 기억하고 있다면 시간차를 두고 기억한 내용을 물어봅니다(30초→1분 후→두 배씩 시간 간격을 늘립니다.)

다음 세계 명소를 기억해 보세요. 그리고 3회씩 반복해 읽어 보세요.

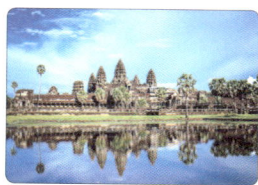
앙코르와트

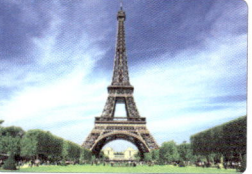
에펠탑

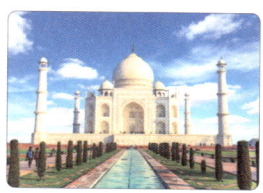
타지마할

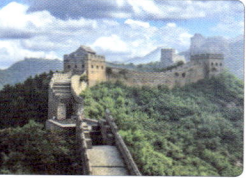
만리장성

위 사진을 가리고 세계 명소들을 적어 보세요.

| 앙코르와트 | 에펠탑 |
| 타지마할 | 만리장성 |

12일 차

앞 장에서 기억한 세계 명소를 각각 적어 보세요.

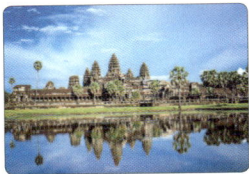
앙코르와트

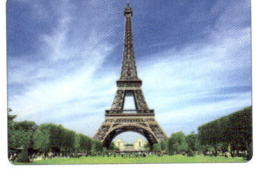
에펠탑

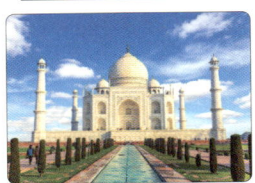
타지마할

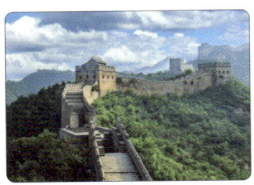
만리장성

보기
콜로세움 앙코르와트 피라미드 에펠탑
만리장성 타지마할 진시황릉 프라하성 판테온

1) 기억하기 어려운 경우, 앞 장을 보고 다시 기억해 봅니다.
2) 모두 기억한 경우, 숫자를 1~10까지 세어 봅니다.

앞 장에서 기억한 세계 명소를 모두 적어 보세요.

앙코르와트 / 에펠탑
타지마할 / 만리장성

위 내용을 가리고, 1~30까지 센 다음 다시 적어 보세요.

앙코르와트 / 에펠탑
타지마할 / 만리장성

1분 후 다시 기억해 봅니다. 시간 간격(두 배씩)을 점점 늘려 문제를 풀도록 유도합니다.
(예) 1분 후 → 2분 후 → 4분 후)

12일 차

다음에서 왼쪽을 보는 닭과 오른쪽을 보는 닭의 개수를 각각 적어 보세요.

왼쪽 ← | → 오른쪽
12 마리 | **8** 마리

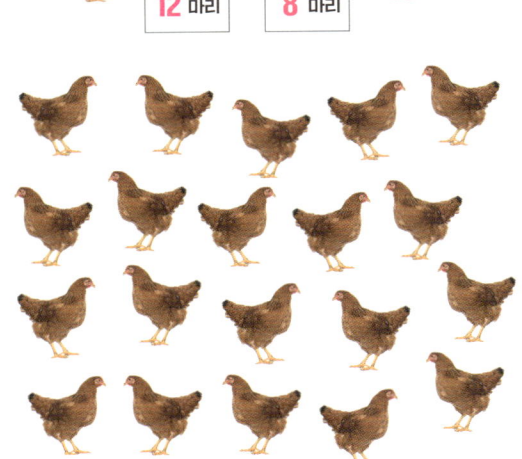

[보기]의 단어를 가로, 세로, 대각선 방향으로 찾아 모두 표시해 보세요.

보기 김밥 사자 앵두 코뿔소 연필
오렌지 냉장고 참외 참새

김	우	머	리	앵	주
발	밥	연	두	준	오
하	린	힐	필	정	렌
소	이	사	이	지	지
웅	규	자	끼	코	리
오	냉	장	고	뿔	소
고	참	람	용	소	밍
브	외	발	발	참	새

12일 차

하준이는 자판기에서 아이스크림을 구매하려고 합니다. 다음 문제를 풀어 보세요.

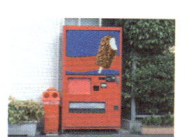

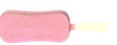 딸기 아이스크림
2,300원

 레몬 아이스크림
2,500원

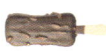 초코 아이스크림
2,800원

 녹차 아이스크림
2,600원

1. 딸기 아이스크림 1개, 녹차 아이스크림 1개를 구매했습니다. 모두 얼마인가요?

   4,900 원

2. 자판기에 10,000원을 넣으면 거스름돈은 얼마인가요?

   5,100 원

 1) 처음에는 직접 암산하거나 숫자를 써가며 계산하게 하고 계산하기 힘들어하면 도움을 주거나 계산기를 사용하게 합니다. 2) 자판기에 넣는 지폐나 아이스크림 개수를 다르게 문제를 내서 다시 계산하게 하세요.

[보기]와 똑같은 위치에 사과 스티커(별지 268쪽)를 붙여 아래 그림을 완성해 보세요.

보기

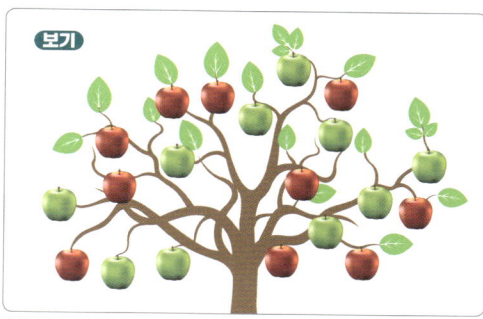

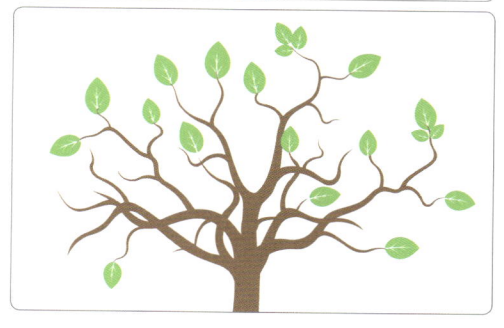

13일 차

전략: 시간차 회상 훈련

지금은   년   월   일   요일

다음은 외출할 때 필요한 물건들입니다. 이름을 적어 보고 기억해 보세요.

보호자 / 치료사는 다음과 같이 환자를 도와줍니다

* 환자는 외출할 때 필요한 물건의 이름을 적은 후 3회 이상 읽습니다. [163페이지]
* 눈을 감고 물건을 떠올려 봅니다. 기억하기 어려워하면 물건을 다시 보여줍니다.
* (164페이지) 앞 장에서 본 물건을 찾아 표시를 해봅니다. 기억하기 어려워하면 보호자는 힌트를 제공합니다.
* 환자는 숫자를 1~10까지 세어 봅니다.
* (165페이지) 앞 장에서 본 그림의 이름을 다시 적어 봅니다. 기억하고 있다면 숫자를 1~30까지 센 다음 다시 적도록 합니다.
* 환자가 기억하기 어려워하면 그림을 다시 보여주고 기억하도록 합니다. 모두 기억하고 있다면 시간차를 두고 기억한 내용을 물어봅니다. (30초 → 1분 후 → 두 배씩 시간 간격을 늘립니다.)

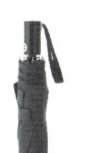 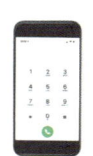 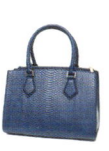

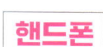 우산   핸드폰   가방

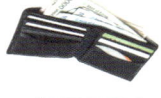 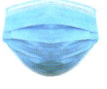

지갑   마스크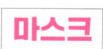

처음에는 전략 없이 그냥 외우게 합니다. 기억하기 어려워한다면 다음과 같은 전략을 사용해 봅니다. 위치를 바꾸거나 기억하기 쉬운 단어 위주로 기억하도록 도와줍니다. 자신만의 이야기를 만들어 기억하게 합니다.

13일 차

앞 장에서 기억한 물건들만 찾아 표시해 보세요.

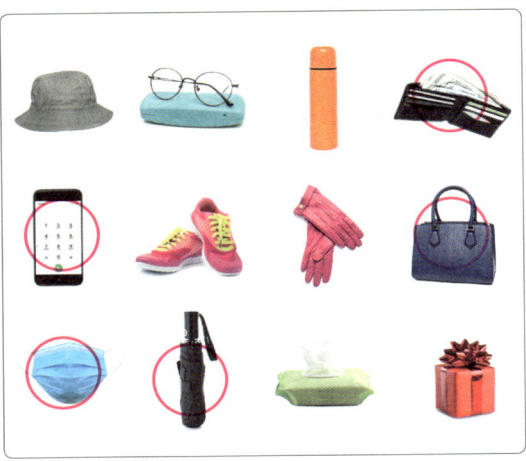

1) 기억하기 어려워하는 경우, 앞 장의 물건을 보고 다시 기억해 봅니다.
2) 모두 기억한 경우 숫자를 1~10까지 세어 시간차를 두고, 다시 기억할 수 있는지 확인해 봅니다.

앞 장에서 기억한 물건들을 빈칸에 적어 보세요.

가방, 우산, 핸드폰
지갑, 마스크

위의 내용을 가리고 숫자를 1~30까지 세어 봅니다.
그리고 아래 빈칸에 다시 적어 보세요.

가방, 우산, 핸드폰
지갑, 마스크

1분 후 다시 기억해 문제를 풀 수 있도록 하세요. 시간 간격(두 배씩)을 점점 늘려 봅니다. (예) 1분 후 → 2분 후 → 4분 후)

13일 차

왼쪽 그림과 똑같게 오른쪽 도형에 선을 그려 완성해 보세요.

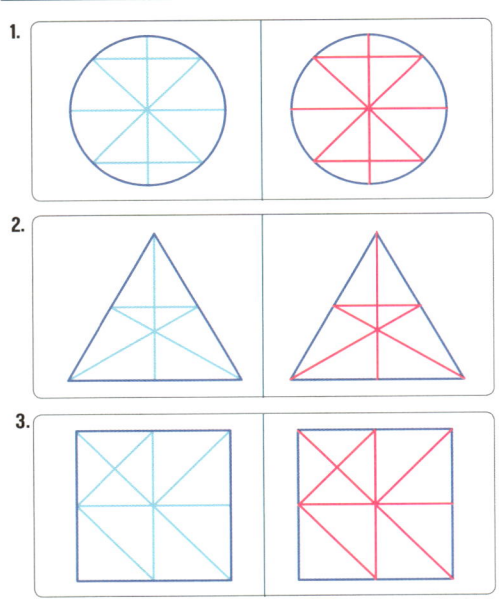

시작하기 어려워한다면 한 개의 선을 먼저 그려 주세요.

다음 금액이 얼마인지 계산해 적어 보세요.

1. 7,300 원
2. 4,050 원
3. 16,350 원

13일 차

[보기]는 중학생이 선호하는 희망 직업입니다. 아래 표에 가로, 세로, 대각선 방향으로 놓인 단어를 모두 찾아 표시해 보세요.

보기
소방관 과학자 경찰관 선생님 가수 요리사
화가 농부 공무원 디자이너 유튜버 운동선수

소	이	하	린	지	흥	과	학	자
융	방	준	웅	경	찰	관	수	대
단	어	관	간	중	운	김	열	가
믿	요	시	다	야	동	군	순	수
강	강	래	농	디	선	임	윤	윷
공	면	라	차	부	수	해	디	망
무	화	가	유	상	상	주	자	마
원	양	튜	본	요	리	사	이	소
떡	버	선	생	님	가	인	너	신

대칭이 되도록 나머지 반쪽을 그려 그림을 완성해 보세요.

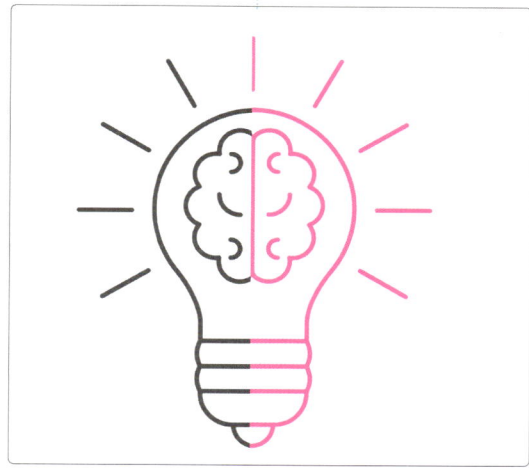

💡 환자가 망설이거나 어려워하면 시작점을 알려주거나 그림의 일부를 함께 그려 주세요. 그림을 완성한 후 본인이 좋아하는 색으로 그림을 칠해 보세요.

14일 차

지금은   년   월   일   요일

전략: **주요 내용 요약하기**

다음 기사를 읽고 잘 기억하여 뒷장의 문제를 풀어 보세요.

보호자 / 치료사는 다음과 같이 환자를 도와줍니다

* 환자는 기사를 소리 내어 반복해 읽습니다.
* 환자는 주요 내용에 밑줄을 긋고 노트에 적도록 합니다.
* 환자는 기사의 주요 내용을 기억한 후 기억한 내용을 다른 사람에게 말해 봅니다.
* 보호자는 환자가 문제를 기억할 수 있도록 충분한 시간을 줍니다.
* (174페이지) 앞 장의 기사 내용을 떠올리며 문제의 답을 적어 봅니다. 기억하기 어려워하면 앞 장의 기사를 다시 한번 읽어본 다음 적어 봅니다.
* (176페이지) 앞 장의 기사 내용을 다시 적어 봅니다. 기억하기 어려워하면 보호자는 힌트를 제공합니다. (첫 글자, 관련된 내용)

허원 신문

성남시 중원구에 사는 박춘자(92) 할머니는 2008년 남한산성에서 등산객들에게 김밥을 팔아 모은 3억 원을 어린이재단에 기부했다. 박 할머니는 그로부터 10여 년이 지난 후에도 기부와 나눔 정신을 이어갔다. 인터뷰를 마친 기자는 기부 문화 확산을 위해 꼭 전하고 싶은 한마디를 질문했다. 할머니의 답은 간결했지만 명쾌했다. "돈이 없어도 그런(기부) 정신만 가지면 돼."

기사 내용을 기억하기 위해 반복해서 보고 읽습니다.
주요 내용에 밑줄을 그어봅니다. (누가, 몇 년도에, 얼마를 기부했다.)

14일 차

다음은 앞 장 기사에 대한 주요 내용에 대한 질문입니다. 답을 적어 보세요.

1. 기부자의 이름과 하는 일은 무엇인가요?

   박춘자, 김밥 판매

2. 몇 년도에 얼마를 기부했나요?

   2008년, 3억 원

3. 기부 문화 확산을 위해 꼭 전하고 싶은 할머니 말씀은 무엇인가요?

   돈이 없어도 그런 [기부]정신만 가지면 돼.

💡 생각이 나지 않으면 앞 장의 기사를 다시 한번 읽고 문제를 풀어 보세요.

다음 중 왼손에 녹색 사과, 오른손에 빨간 사과를 가지고 있는 사람은 누구인가요?

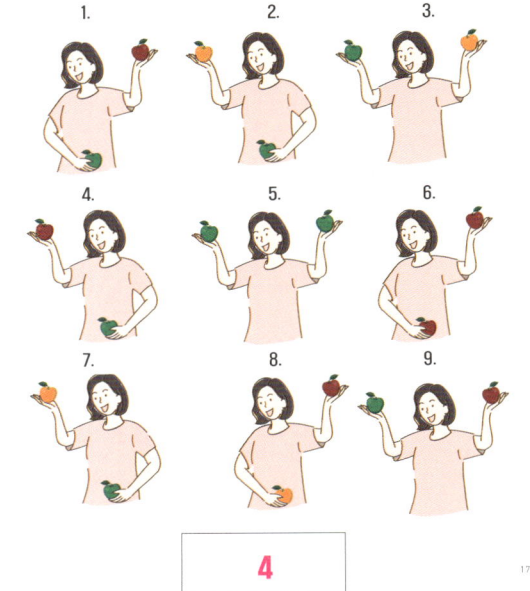

4

14일 차

다음은 앞 장 기사에 대한 주요 내용에 대한 질문입니다. 답을 적어 보세요.

1. 기부자의 이름과 하는 일은 무엇인가요?

   박춘자, 김밥 판매

2. 몇 년도에 얼마를 기부했나요?

   2008년, 3억 원

3. 기부 문화 확산을 위해 꼭 전하고 싶은 할머니 말씀은 무엇인가요?

   돈이 없어도 그런 [기부]정신만 가지면 돼.

💡 생각이 나지 않으면 앞 장의 기사를 다시 한번 읽고 문제를 풀어 보세요.

왼쪽 그림과 똑같이 오른쪽 빈칸에 그려보세요.

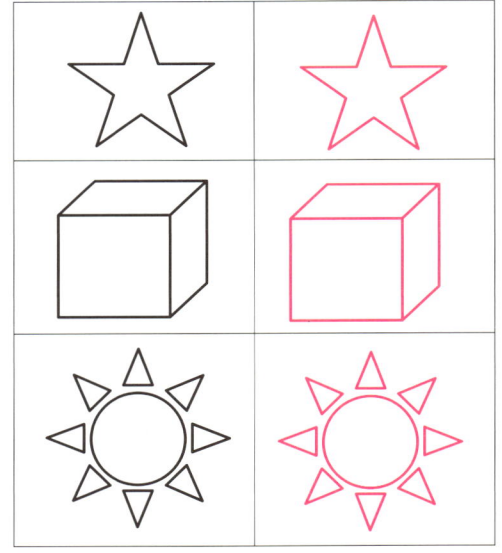

💡 환자가 어려워하는 경우, 왼쪽 그림 위에 그대로 따라 그리게 하세요.

14일 차

[보기]처럼 숫자 → 한글 → 숫자 → 한글 순서로 선을 연결해 보세요. (가 나, 다 … 1, 2, 3 … 순서대로)

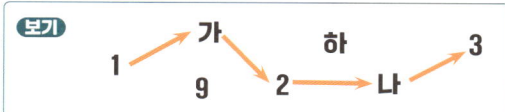

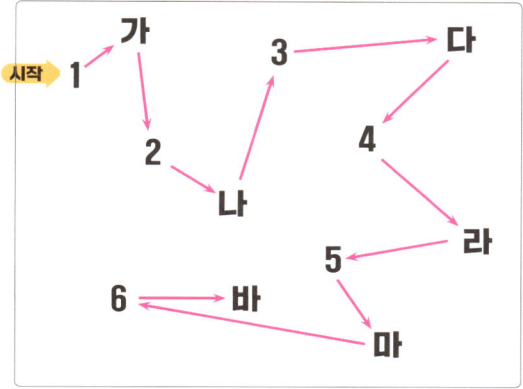

1) 집중하여 끝까지 과제를 완성할 수 있도록 합니다.
2) 환자가 어려워하면 도움을 주고 가능하면 순서대로 목표 대상을 찾도록 도와줍니다.

다음 문제를 풀어 보세요.

1. 지금은 몇 시인가요? 현재 시각을 적고, 시곗바늘을 그려 넣어 표시해 보세요.

현재 시각 :
월   일   시   분

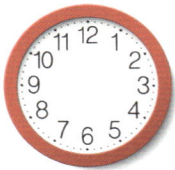

각자의 상황에 따라 정답이 다릅니다.

2. 10월 15일 오전 8시 병원에서 검사받을 예정입니다. 검사 9시간 전부터 금식해야 합니다. 그럴다면 몇 시부터 금식을 시작해야 할까요? 금식 시작 시각을 적고, 시곗바늘을 그려 넣어 표시해 보세요.

금식 시작 시각 :
10 월 **14** 일 **23** 시 **0** 분
밤 11시

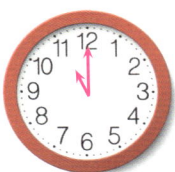

15일 차

지금은   년   월   일   요일

전략 : 주요 내용 요약해 기억하기

다음 기사를 읽고 잘 기억하여 뒷장의 문제를 풀어 보세요.

보호자 / 치료사는 다음과 같이 환자를 도와줍니다

* 환자가 기사 내용을 소리 내어 반복해 읽도록 합니다.
* 주요 내용에 밑줄을 긋고 노트에 적도록 합니다.
* 환자는 기사의 주요 내용을 기억 한 후 기억한 내용을 다른 사람에게 말해 봅니다.
* 보호자는 환자가 문제를 기억할 수 있도록 충분한 시간을 줍니다.
* (184페이지) 앞 장의 기사 내용을 떠올리며 문제의 답을 적어 봅니다. 기억하기 어려워하면 앞 장의 기사를 다시 한 번 읽어보게 한 후 적어 봅니다.
* (186페이지) 앞 장의 기사 내용을 다시 적어 봅니다. 기억하기 어려워하면 보호자는 힌트를 제공합니다. (첫 글자, 관련된 내용)

◎ 허원 신문

28일 농림축산식품부에 따르면 올해 김장 재료가 평년 대비 크게 오를 것으로 전망된다. 올해 <u>4인 가족(20포기)</u> 기준 <u>김장 비용</u>은 작년보다 상승한 <u>35만 원</u>을 예상한다. 이는 역대급으로 길었던 <u>장마</u>와 일부 품목의 <u>작황 부진</u> 영향이 컸다. 가장 많이 가격이 오른 것은 <u>쪽파</u>로 작년 대비 <u>61%</u> 상승했다. 깐마늘은 28%, 고춧가루는 16%, 미나리는 19% 상승했다.

기사 내용을 기억하기 위해 반복해 보고 읽습니다.
주요 내용에 밑줄을 그어봅니다.
(4인 가족, 김장 비용, 가격이 오른 이유, 가장 많이 오른 것)

15일 차

다음은 앞 장 기사에 대한 질문입니다. 답을 적어 보세요.

1. 김장 재료 중 가격이 가장 많이 오른 재료는 무엇인가요?

   쪽파

2. 올해 4인 기준(20포기) 김장 재료 비용은 얼마로 예상하나요?

   35만 원

3. 김장 재료의 가격이 오른 이유는 무엇인가요?

   (역대급으로 길었던) 장마와 일부 품목의 작황 부진

💡 생각이 나지 않으면 앞 장의 기사를 다시 한번 읽고 문제를 풀어 보세요.

다음 나뭇잎 개수를 세어 빈칸에 적어 보세요.

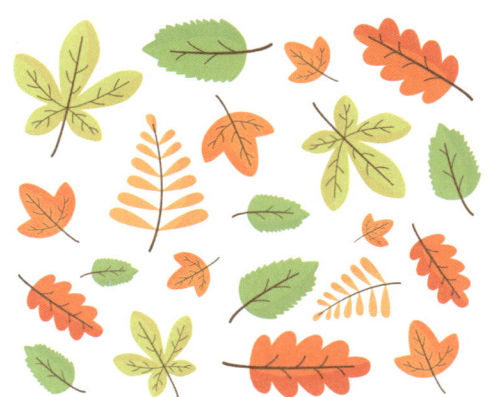

4 3 5 6 2

💡 환자가 나뭇잎 모양을 혼동할 경우, 개수를 센 나뭇잎은 사선을 그어 표시해 지워 나가게 하세요.

15일 차

다음은 앞 장 기사에 대한 질문입니다. 답을 적어 보세요.

1. 김장 재료 중 가격이 가장 많이 오른 재료는 무엇인가요?

   쪽파

2. 올해 4인 기준(20포기) 김장 재료 비용은 얼마로 예상하나요?

   35만 원

3. 김장 재료의 가격이 오른 이유는 무엇인가요?

   (역대급으로 길었던) 장마와 일부 품목의 작황부진

💡 생각이 나지 않으면 앞 장의 기사를 다시 한번 읽고 문제를 풀어 보세요.

다음 글자판에서 2글자를 조합해 우리나라 도시 이름을 만들어 적어 보세요.

대	울	창	주	인
부	전	광	양	성
수	용	구	산	원
천	서	화	남	이

수원   원주   대전

서울   광주   창원

용산   울산   부산

전주   화성   남원

15일 차

가로세로 낱말 퍼즐을 풀어 보세요.

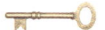 **가로 열쇠**

① 작은 것이 크게 보이도록 볼록 렌즈를 끼워 만든 안경.
③ 자동차, 기차 등의 차량을 넣어두는 곳.
⑤ 단맛이 나는 호박.
⑥ 각지의 동물을 관람할 수 있도록 일정한 시설을 갖추어 놓은 곳.
⑨ 왕의 무덤.
  예) 경주에는 ○○이 많아요.
⑩ 온갖 종류의 도서, 문서, 기록, 출판물 등의 자료를 모아두고 일반인들이 볼 수 있도록 만들어 놓은 시설.

 세로 열쇠

② 기차가 도착하거나 떠나는 역.
④ 기뻐 부르짖음.
  예) 손흥민 추가 골에 ○○하는 국민들.
⑦ '물적 증거'를 줄여 부르는 말.
  예) 경찰, 프로포폴 상습 투약에 ○○ 확보하고 수사 중.
⑧ 호박엿과 오징어로 유명한 독도 근처 섬.

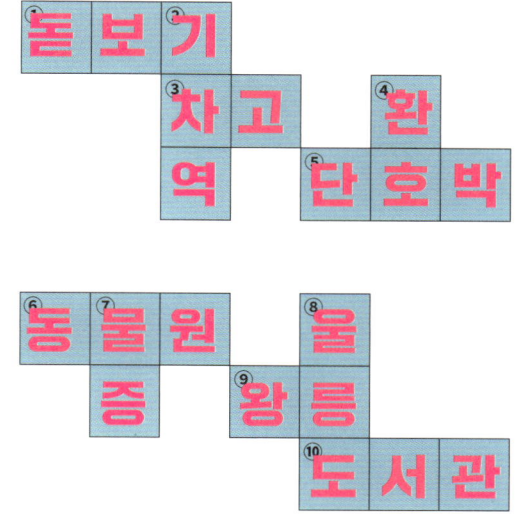

16일 차

지금은   년   월   일   요일

전략: 기억할 대상을 이미지화 훈련

다음 인물들의 특징을 빈칸에 적어 보세요. 그리고 이름을 기억해 보세요.

보호자 / 치료사는 다음과 같이 환자를 도와줍니다

* 환자와 보호자는 인물의 특징을 함께 대화한 후 적어 보세요.
  (예: 웃고 있는, 안경이 특이한, 우아하게 웃는 …)
* 환자가 인물의 이름, 특징, 표정을 함께 기억하도록 도와줍니다.
  (예: 웃는 김미소, 안경 쓴 최안경)
* 환자가 기억할 내용을 반복해 말하도록 합니다.
  (이름과 얼굴의 특징을 반복해 말하기)
* (202페이지) 앞 장에서 기억한 인물의 이름을 적어 봅니다. 기억하지 못할 경우 힌트를 제공합니다. (성, 얼굴의 특징 등)
* (204페이지) 앞 장에서 기억한 인물의 이름을 다시 적어 봅니다. 기억하지 못할 경우 [보기]를 보고 적도록 합니다.
* 환자가 어려워한다면 기억해야 할 인물 수를 줄여 시행합니다.
  (6명→ 5명→ 4명으로 줄여서 시행)

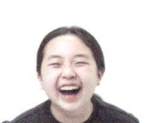
김미소
항상 미소 짓는 김미소

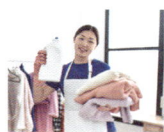
이청소
청소를 열심히 할 것 같고 항상 깔끔하게 주변 정리를 잘 할 것 같다.

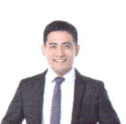
김부장
회사에서 높은 자리에 있을 것 같고 업무를 책임감 있게 수행할 것으로 보인다.

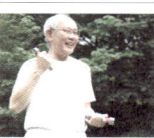
박운동
건강을 잘 챙기고 운동을 즐길 것 같다.

최안경
안경이 잘 어울리고 눈이 나빠 안경을 착용한 것 같다.

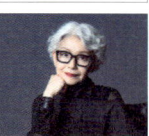
우아한
집에서도 옷을 잘 차려 입고 깔끔하게 있는 것을 좋아하는 고상한 여자처럼 보인다.

16일 차

앞 장에서 기억한 인물들의 이름을 적어 보세요.
인물의 특징을 생각하며 이름을 떠올려 보세요.

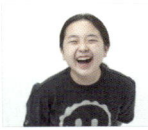 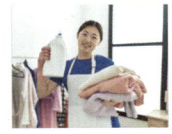 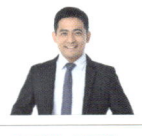

김미소 **이청소** **김부장**

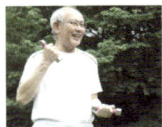 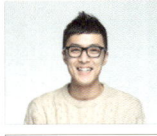 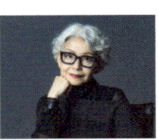

박운동 **최안경** **고상아**

다음 중 가장 낮은 숫자 3개는?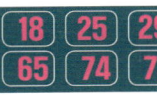
다음 중 가장 높은 숫자 3개는?

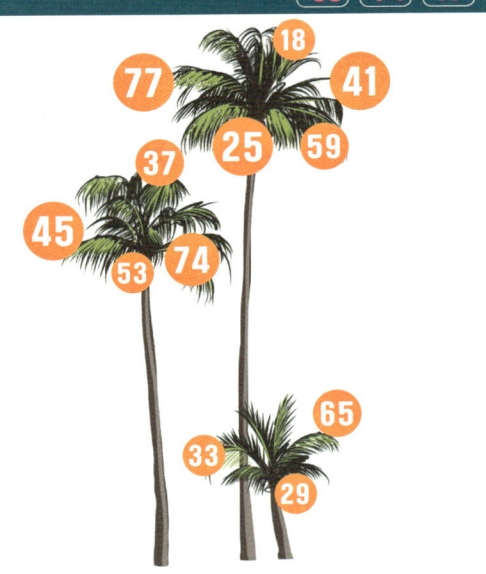

💡 환자가 문제 해결을 어려워하면 우선 가장 낮은 숫자를 알려주고 차례대로 적어보게 하세요.

16일 차

앞 장에서 기억한 인물들의 이름을 적어 보세요.
기억하지 못하는 경우 [보기]를 참고하여 적어 보세요.

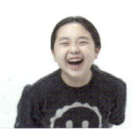 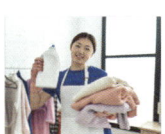 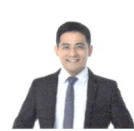

김미소 **이청소** **김부장**

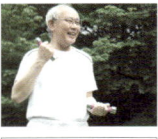 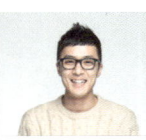 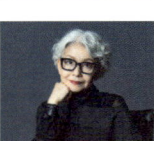

박운동 **최안경** **고상아**

[보기] 우아한 김부장 김미소 최안경 이청소 박운동

다음 마트 전단지를 보고 질문에 답해 보세요.

산지직송 제철 먹거리 특가전! 단, 3일간. 1월 24일(수)~26일(금)

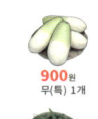   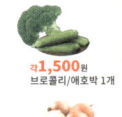

900원 무(특) 1개 | **1,980원** 양배추 1통 | **1,000원** 새송이버섯 1봉 | 각 **1,500원** 브로콜리/애호박 1개

4,500원 청량고추 1kg | **3,900원** 표고버섯 500g | **5,500원** 깐 쪽파 1단 | **3,500원** 양파 2kg

1. 무(특) 1개와 브로콜리 1개를 샀습니다. 얼마인가요?
2,400원(900원 + 1,500원)

2. 새송이버섯 2봉지와 깐 쪽파 2단을 샀습니다. 얼마인가요?
13,000원(2,000원 + 11,000원)

3. 10,000원을 가지고 마트에 갔습니다. 양파 몇 kg을 살 수 있을까요?
4kg

💡 우선은 암산하도록 유도하고, 계산하기 어려워하면 숫자를 적어가며 계산하게 하거나 계산기를 사용하게 합니다.

16일 차

별지(268쪽)의 종이를 가로로 오린 후 다음 모양을 만들어 보세요.
모양을 만들기 어려운 경우 이미 만들어진 그림 위에 모양을 맞춰보세요.

집 배

새 사람

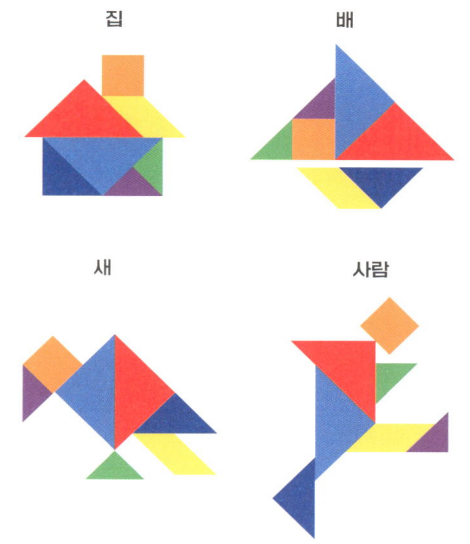

별지(268쪽)의 종이를 가로로 오린 후 다음 모양을 만들어 보세요.
모양을 만들기 어려운 경우 이미 만들어진 그림 위에 모양을 맞춰보세요.

꽃병 다람쥐

의자 여우

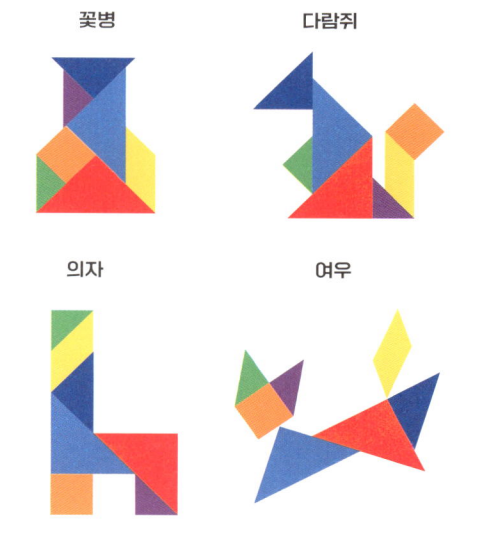

17일 차

전략 : **기억할 대상을 이미지화 훈련**

지금은   년   월   일   요일

다음은 의사소통 도움 그림판입니다. 그림과 내용을 기억해 보세요.

보호자 / 치료사는 다음과 같이 환자를 도와줍니다

* 그림과 내용을 연관 지어 기억해 봅니다.
* 환자는 반복해 그림을 보고 의사소통 내용을 읽도록 합니다.
* 내용을 가린 상태에서 그림만 보고 의사소통 내용을 떠올려 봅니다.
* 보호자는 환자가 문제를 기억할 수 있도록 충분한 시간을 줍니다.
* (212페이지) 앞 장에서 기억한 그림의 내용을 적어 봅니다. 기억하기 어려워 하는 경우 앞의 의사소통 도움 그림판을 다시 보여주고 기억하게 도와줍니다.
* (214페이지) 앞 장에서 기억한 그림의 내용을 다시 적어 봅니다. 기억하기 어려워하는 경우 보호자는 힌트를 제공합니다.
* 환자가 어려워한다면 기억해야 할 그림의 개수를 줄여 시행합니다.
  (6개 → 5개 → 4개)

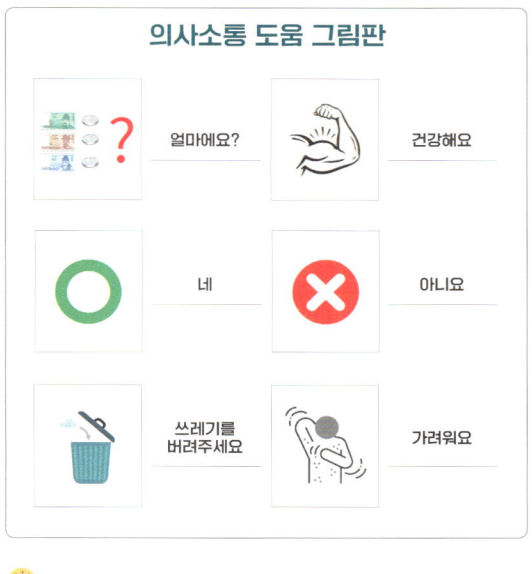

그림의 특징과 내용을 연관 지어 기억해 보세요.

17일 차

앞 장에서 기억한 그림판과 내용을 떠올려 봅니다. 그리고 그림판에 맞는 단어를 적어 보세요.

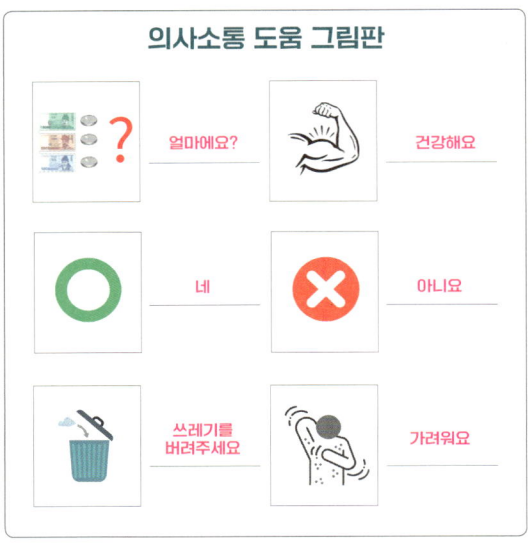

💡 그림의 특징과 관련된 단어를 떠올려 보세요. 기억하기 어려운 경우, 앞의 내용을 보며 다시 기억해 보세요.

[보기]와 다른 표정을 찾아 표시해 보세요.

💡 문제 수행이 어려운 경우, 인물의 감정에 대해 설명해 주세요. 예) 화난 표정을 찾아보세요, 행복해 보이는 표정을 찾아보세요….

17일 차

[보기]에서 단어를 골라 ( )에 적어 속담을 완성해 보세요.
속담을 기억하게 한 후 5분 후에 질문해 보세요.

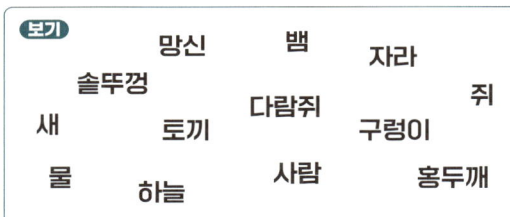

보기: 망신, 뱀, 자라, 솥뚜껑, 다람쥐, 쥐, 새, 토끼, 구렁이, 물, 하늘, 사람, 홍두깨

1. 어물전 [**망신**]은 꼴뚜기가 시킨다.
2. [**자라**] 보고 놀란 가슴 [**솥뚜껑**] 보고 놀란다.
3. 낮말은 [**새**]가 듣고 밤말은 [**쥐**]가 듣는다.
4. [**구렁이**] 담 넘어가듯 한다.
5. 열 길 [**물**] 속은 알아도 한 길 [**사람**] 속은 모른다.

앞 장에서 기억한 그림판과 내용을 떠올려 봅니다. 그리고 그림판에 맞는 단어를 적어 보세요.

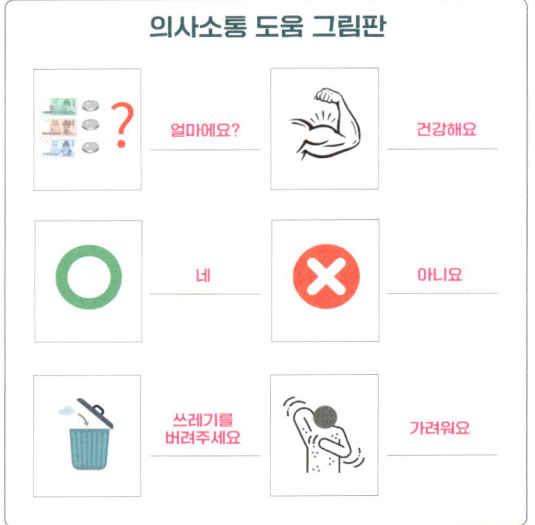

17일 차

[보기]처럼 도형에 맞는 숫자를 적어 보세요.

보기	1	2	3	4
	○	★	☎	♨

1	3	2	3	4
○	☎	★	☎	♨

2	1	4	3	4
★	○	♨	☎	♨

3	4	1	2	3
☎	♨	○	★	☎

💡 [보기]를 가린 상태에서 숫자를 적어 봅니다.

숫자에 맞는 색으로 색칠해 보세요.

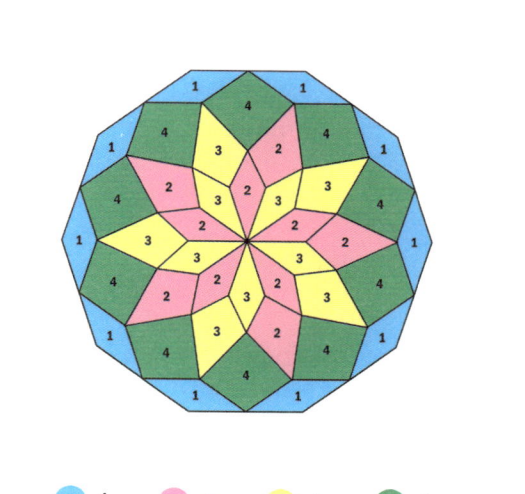

● 1 ● 2 ● 3 ● 4

18일 차

전략: 일상적인 물건 위치 기억하기

보호자 / 치료사는 다음과 같이 환자를 도와줍니다

* 환자는 물건들 이름(텔레비전, 소파, 침대, 냉장고, 식탁)을 반복해 보고 읽습니다.
* 물건이 실제 집 안에 있는 것처럼 생각하면 기억하기 쉽습니다. 물건의 이름과 위치도 같이 기억합니다.
* 보호자는 환자가 문제를 기억할 수 있도록 충분한 시간을 줍니다.
* (222페이지) 앞 장에서 본 물건의 이름을 위치에 맞게 적어 봅니다. 기억하기 어려워하는 경우 보호자는 힌트를 제공합니다(첫 글자, 관련된 정보 등). 물건의 이름과 위치를 다시 기억할 수 있도록 합니다.
* (224페이지) 앞 장에서 본 물건의 이름을 위치에 맞게 다시 적어 봅니다. 기억하기 어려워하면 [보기]를 보고 적도록 합니다.
* 환자가 어려워한다면 기억해야 할 물건 개수를 줄여 시행합니다. (5개 → 4개 → 3개)

지금은   년   월   일   요일

다음은 집 안에 있는 물건입니다. 물건의 이름을 기억해 보세요.

냉장고   텔레비전   소파
식탁   침대

물건들이 집 안에 놓인 모습을 상상하며 위치도 같이 기억해 보세요.

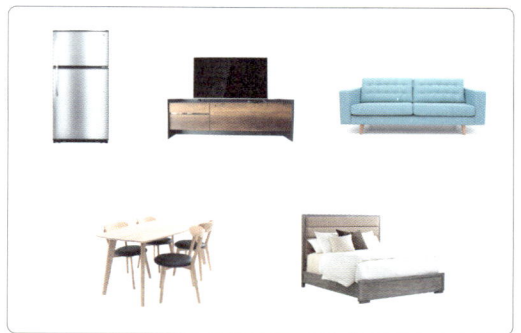

18일 차

다음은 집 안에 있는 물건입니다. 물건의 이름을 기억해 위치에 맞게 빈칸에 이름을 적어 보세요.

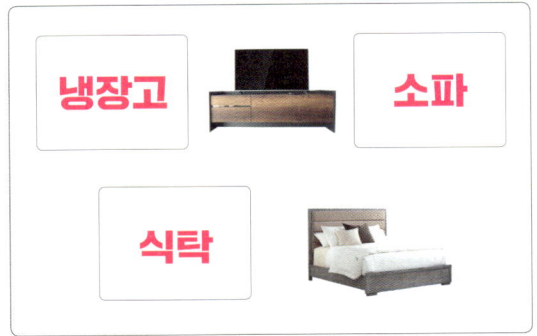

💡 1) 집 안에 있는 가구나 전자제품을 떠올려 봅니다.
2) 위 물건들의 이름과 놓인 위치를 다시 기억해 봅니다.

같은 금액끼리 선으로 연결해 보세요.

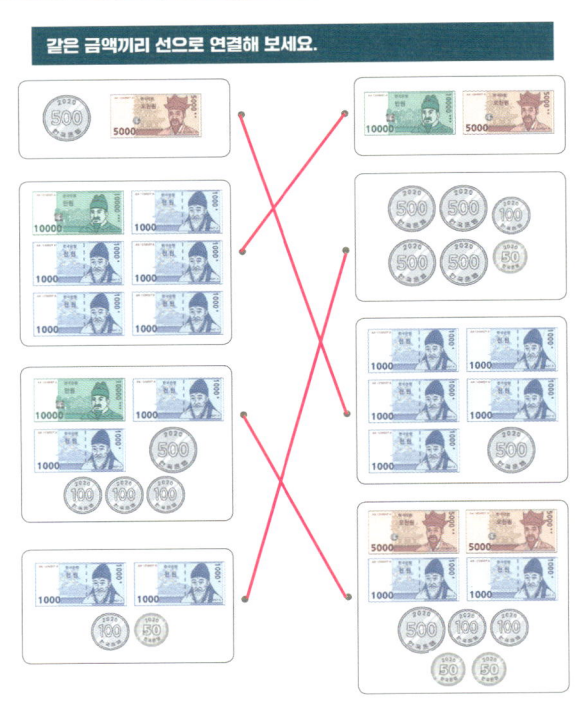

18일 차

앞 장에서 기억한 물건의 이름을 위치에 맞게 모두 적어 보세요.

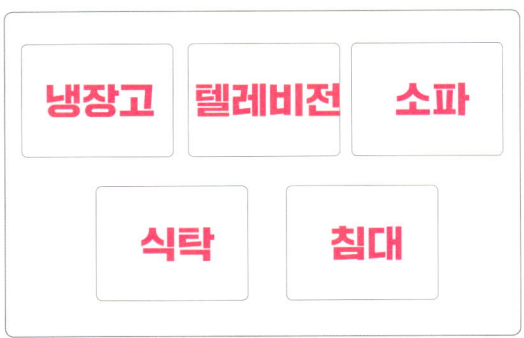

보기: 전자레인지   의자   소파   옷장   냉장고
세탁기   에어컨   침대   텔레비전   식탁

💡 이름을 떠올리기 어려워하는 경우, (보기)를 보고 적어 보세요.

입구에서 출구까지 가는 길을 찾아 선을 그어 표시해 보세요.

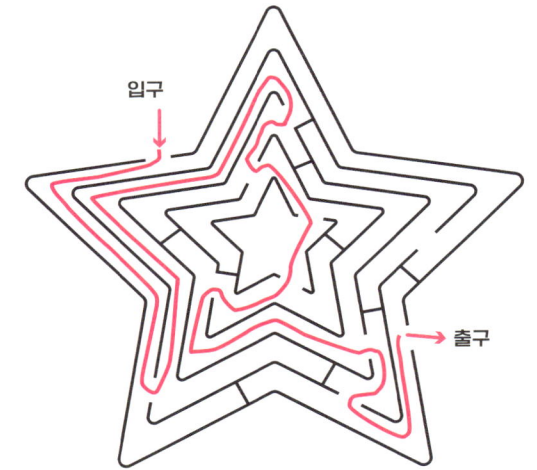

18일 차

가로세로 낱말 퍼즐을 풀어 보세요.

 가로 열쇠

② 해충들이 날아들지 못하도록 창문 등에 치는 망.
　　예) ○○○에 구멍이 나 집 안에 모기가 많이 들어왔다.
④ 몸의 때를 씻어 낼 때 쓰는 물건. 물에 녹으면 거품이 생긴다.
⑤ 사기로 만든 국그릇이나 밥그릇. 위는 넓고 아래는 좁으며 굽이 있다.
　　예) 막걸리 한 ○○에 풍류를 즐긴다.
⑦ 물체의 온도를 재는 계기.

 세로 열쇠

① 어떤 일을 이루거나 하기를 바람.
③ 신발을 넣어 두는 장.
④ 평화를 상징하는 새.
⑧ 부엌에서 칼로 음식 재료를 썰거나 다질 때 밑에 받치는 물건.
　　두꺼운 나무토막이나 플라스틱 등으로 만든다.

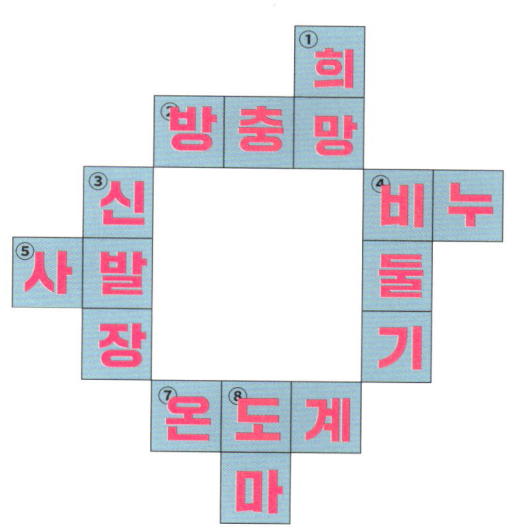

19일 차

지금은 　　년 　　월 　　일 　　요일

전략: 첫 글자 기억하기

다음 장보기 목록을 보고 문제를 풀어 보세요.

보호자 / 치료사는 다음과 같이 환자를 도와줍니다

* 환자는 장보기 목록을 3회 이상 반복해 읽습니다.
* 환자는 목록의 첫 글자만 반복해 보고 읽습니다.
* 보호자는 환자가 첫 글자만 보고도 장보기 목록을 알 수 있는지 확인합니다.
* 환자가 기억하기 어려워하면 다시 보고 읽는 것을 반복하게 합니다.
* 보호자는 환자가 문제를 기억할 수 있도록 충분한 시간을 줍니다.
* (232~233페이지) 앞 장의 장보기 목록에 있는 물건을 찾아 표시해 봅니다.
　보호자는 환자가 기억하기 어려워하면 힌트를 제공하거나 앞 장을 다시
　보고 기억하도록 도와줍니다.
* (235페이지) 앞 장에서 본 장보기 목록을 기억해 다시 적어보도록 합니다.
* 환자가 어려워하면 기억해야 할 물건 개수를 줄여 시행합니다.
　(4개 → 3개 → 2개, 환자의 수준에 따라 기억해야 할 개수를 줄이거나 늘릴 수 있습
　니다.)

사과
삼겹살
우유
휴지
간장

→ 첫 글자 외우기 →

사과
삼겹살
우유
휴지
간장

첫 글자만 보고
장보기 목록을 떠올려 보세요.

사과
삼겹살
우유
휴지
간장

← 첫 글자만 적어 보세요.

사
삼
우
휴
간

19일 차

앞 장에서 기억한 사야 할 물건들을 찾아 표시해 보세요.

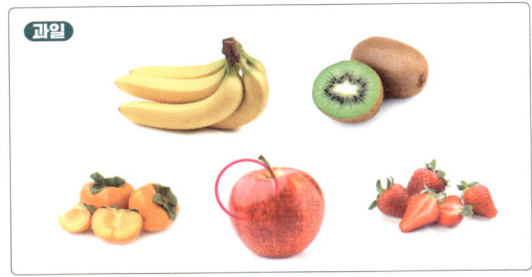

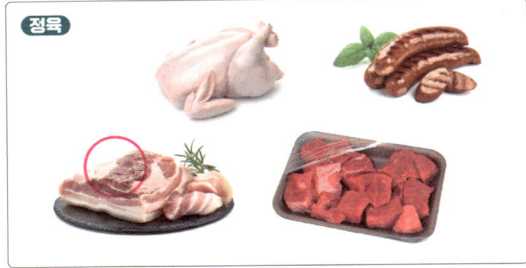

앞 장에서 기억한 사야 할 물건들을 찾아 표시해 보세요.

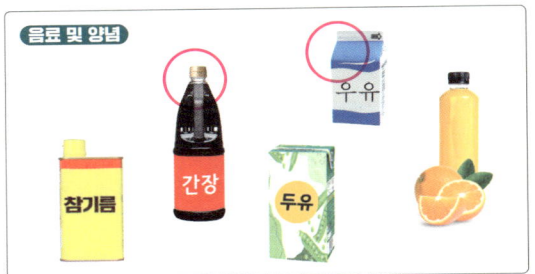

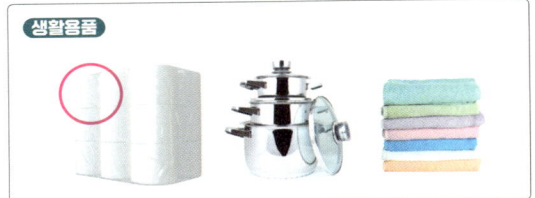

19일 차

위아래 사진을 비교해 보고, 서로 다른 3곳을 찾아 표시해 보세요.

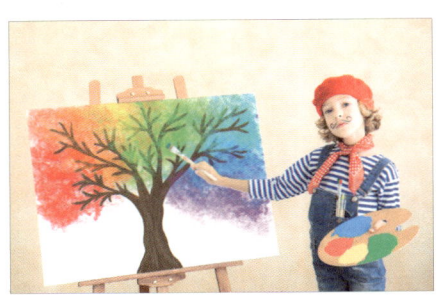
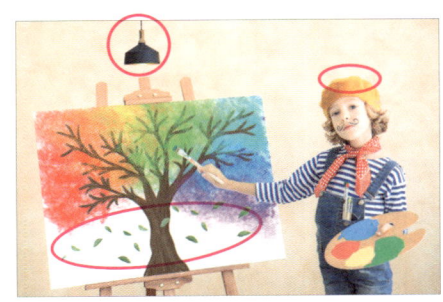

앞 장에서 기억한 사야 할 물건들을 다시 적어 보세요.

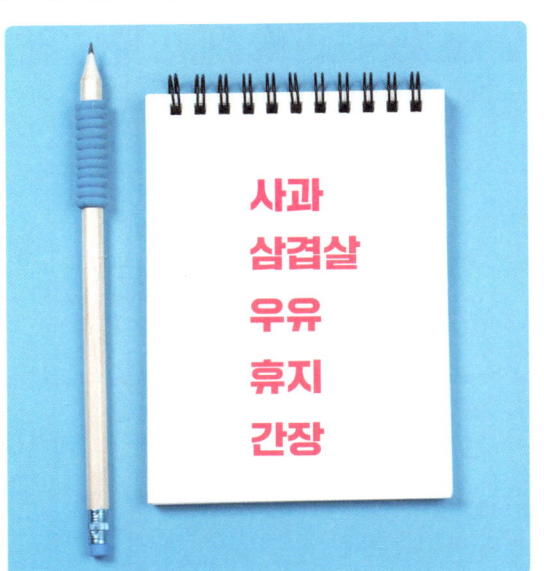

19일 차

[보기]와 같이 색칠된 글자를 찾아 표시해 보세요.

| 보기 | 설악산 |

설인산   설악산   설약산

설억산   설악산   설악산

설인산   설악산   설악산

설악산   (설악산)   설약산

설악산   설억산   설악산

💡 글자의 색깔이 같은 것을 찾도록 설명해 주세요.

다음 메뉴판을 보고 질문에 답해 보세요.

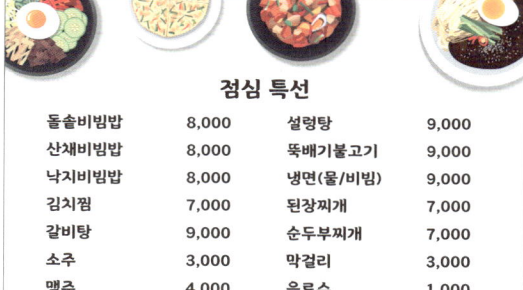

점심 특선

돌솥비빔밥	8,000	설렁탕	9,000
산채비빔밥	8,000	뚝배기불고기	9,000
낙지비빔밥	8,000	냉면(물/비빔)	9,000
김치찜	7,000	된장찌개	7,000
갈비탕	9,000	순두부찌개	7,000
소주	3,000	막걸리	3,000
맥주	4,000	음료수	1,000

김치찜 1개, 갈비탕 1개,
돌솥비빔밥 1개, 뚝배기불고기 1개, 음료수 2개

지웅이네 가족은 위 음식을 주문했습니다.
지불해야 할 총 금액은 얼마인가요?
[35,000] 원

💡 우선은 암산하거나 숫자를 적으며 계산하게 하고, 계산하기 어려워하면 도움을 주거나 계산기를 사용하게 합니다. 가격표 메뉴 중 1~2개씩 추가해 계산해 보세요.

20일 차

전략 : 첫 글자 기억하기

지금은   년   월   일   요일

다음 전래동화의 제목을 기억해 보세요.

보호자 / 치료사는 다음과 같이 환자를 도와줍니다

* 환자는 전래동화 제목을 3회 이상 반복해 보고 읽습니다.
* 전래동화의 첫 글자만 적어 기억해 봅니다.
* 보호자는 환자가 첫 글자만 보고도 전래동화의 제목을 알 수 있는지 확인합니다.
* 환자가 기억하기 어려워하면 다시 보고 읽는 것을 반복합니다.
* 보호자는 환자가 문제를 기억할 수 있도록 충분한 시간을 줍니다.
* (244페이지) 앞 장의 기억한 전래동화의 제목을 첫 글자만 보고 모두 적어 보도록 합니다.
* 보호자는 환자가 기억하기 어려워하면 힌트를 제공하거나 앞 장을 다시 보고 기억하도록 합니다.
* (246페이지) 앞 장의 전래동화 제목을 기억하여 다시 적어보도록 합니다. 보호자는 환자가 기억하기 어려워하면 힌트를 제공합니다.

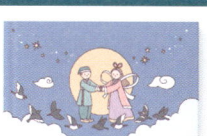 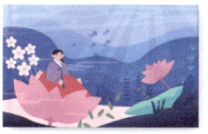

견우와 직녀   심청전

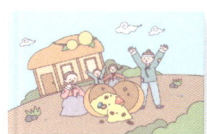 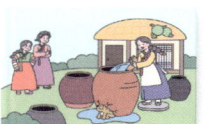

흥부와 놀부   콩쥐 팥쥐

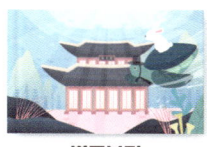 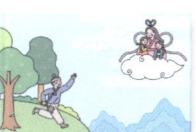

별주부전   선녀와 나무꾼

위 전래동화의 첫 글자를 적고 기억해 보세요.
견 심 흥 콩 별 선

💡 그림의 특징과 전래동화의 제목을 연관 지어 기억해 보세요.

20일 차

앞 장에서 기억한 전래동화의 제목을 모두 적어 보세요.

- 견 우와 직녀
- 심 청전
- 흥 부와 놀부
- 콩 쥐 팥쥐
- 별 주부전
- 선 녀와 나무꾼

💡 기억하기 어려워하는 경우, 전래동화의 줄거리나 이미지와 관련된 힌트를 제공합니다.

다음 표에 적힌 숫자 중 짝수에는 3을 더하고 홀수에는 4를 더해 적어 보세요.

2	5	4	9	10	2
5	9	7	13	13	5

6	11	4	9	10	13
9	15	7	13	13	17

1	18	7	19	20	8
5	21	11	23	23	11

20일 차

앞 장의 전래동화 제목을 기억하여 적어 보세요.

- 견우와 직녀
- 심청전
- 흥부와 놀부
- 콩쥐 팥쥐
- 별주부전
- 선녀와 나무꾼

같은 그림들을 찾아 표시해 보세요.

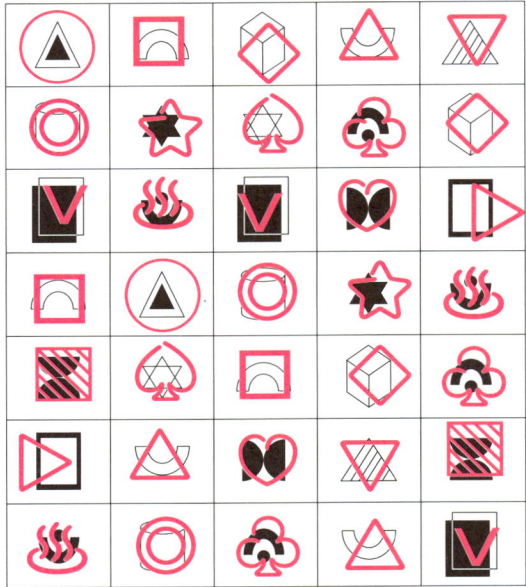

20일 차

다음 규칙에 따라 도형을 숫자로 바꿔 보세요.

■ + ■ = 10   ■ = 5
▲ + ■ = 12   ▲ = 7
▲ − ● = 3   ● = 4

★ × ★ = 9   ★ = 3
★ + ♣ = 8   ♣ = 5
♣ + ◆ = 7   ◆ = 2

숫자에 맞는 색으로 색칠해 보세요.

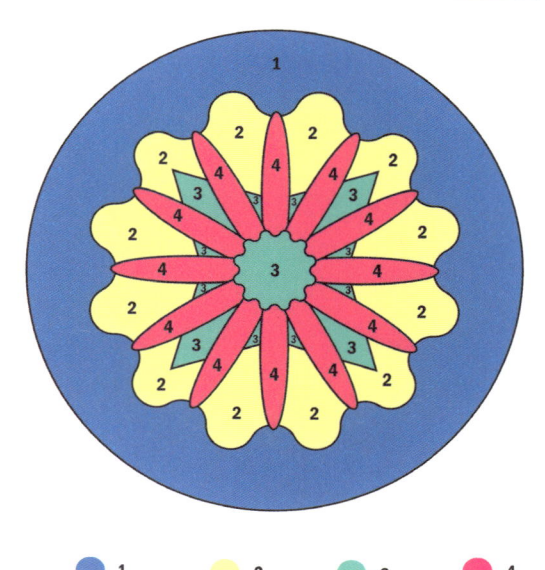

● 1　● 2　● 3　● 4

서울아산병원의 인지재활 워크북
{인지훈련 ➕ 운동처방}

초판 1쇄 펴낸날 | 2023년 4월 8일
초판 2쇄 펴낸날 | 2025년 8월 8일
지은이 | 김대열・김홍수・이지웅
펴낸이 | 유은실
펴낸곳 | 허원미디어

주소 | 서울시 종로구 필운대로7길 19(옥인동)
대표전화 | (02) 766-9273
팩시밀리 | (02) 766-9272
홈페이지 | https://blog.naver.com/herwonmedia
출판등록 | 2005년 12월 2일 제300-2005-204호

ⓒ 김대열・김홍수・이지웅 2023

ISBN 978-89-92162-97-5(93510)
값 38,000원

* 잘못 만들어진 책은 구입하신 곳에서 교환해 드립니다.
* 이 책 내용의 일부 또는 전부를 재사용하려면 반드시 도서출판 허원미디어의 동의를 얻어야 하며 무단복제와 전재를 금합니다.